I0122123

एम एस

एक्सेल

एम एस एक्सेल का परिचय एवं संचालन

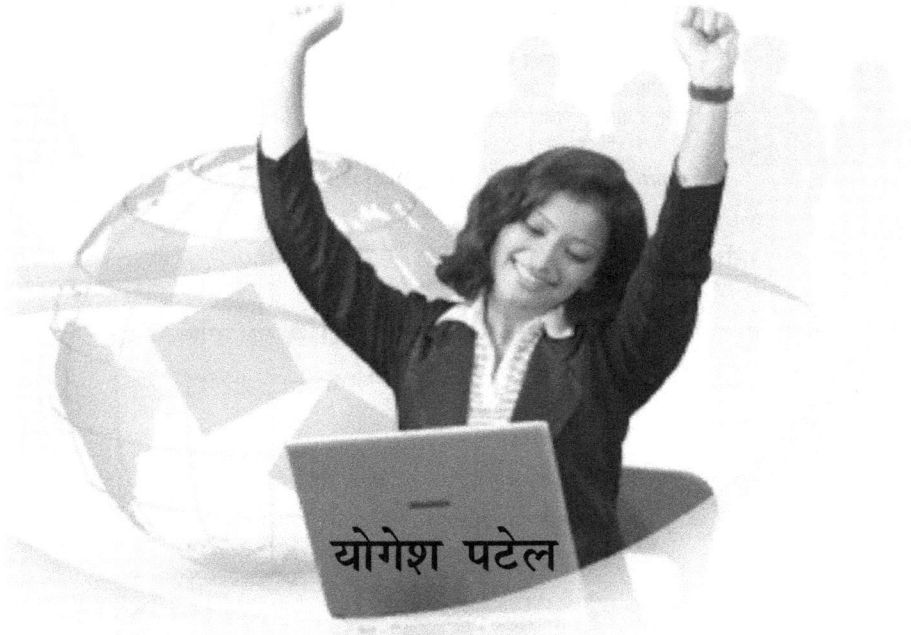

योगेश पटेल

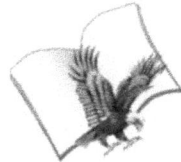

वी एण्ड एस पब्लिशर्स

प्रकाशक

वी एण्ड एस पब्लिशर्स

F-2/16, अंसारी रोड, दरियागंज, नई दिल्ली-110002
☎ 23240026, 23240027 • *फैक्स:* 011-23240028
E-mail: info@vspublishers.com • *Website:* www.vspublishers.com

क्षेत्रीय कार्यालय : हैदराबाद
5-1-707/1, ब्रिज भवन (सेन्ट्रल बैंक ऑफ इण्डिया लेन के पास)
बैंक स्ट्रीट, कोटी, हैदराबाद-500 095
☎ 040-24737290
E-mail: vspublishershyd@gmail.com

शाखा : मुम्बई
जयवंत इंडस्ट्रिअल इस्टेट, 2nd फ्लोर - 222,
तारदेव रोड अपोजिट सोबो सेन्ट्रल मॉल, मुम्बई - 400 034
☎ 022-23510736
E-mail: vspublishersmum@gmail.com

फ़ॉलो करें:

हमारी सभी पुस्तकें **www.vspublishers.com** पर उपलब्ध हैं

© कॉपीराइट: वी एण्ड एस पब्लिशर्स
संस्करण: 2017

भारतीय कॉपीराइट एक्ट के अन्तर्गत इस पुस्तक के तथा इसमें समाहित सारी सामग्री (रेखा व छायाचित्रों सहित) के सर्वाधिकार प्रकाशक के पास सुरक्षित हैं। इसलिए कोई भी सज्जन इस पुस्तक का नाम, टाइटल डिजाइन, अन्दर का मैटर व चित्र आदि आंशिक या पूर्ण रूप से तोड़-मरोड़ कर एवं किसी भी भाषा में छापने व प्रकाशित करने का साहस न करें, अन्यथा कानूनी तौर पर वे हर्जे-खर्चे व हानि के जिम्मेदार होंगे।

मुद्रक: रेप्रो नॉलेजकास्ट लिमीटेड, ठाणे

प्रकाशकीय

युवा-उन्मुख पुस्तकों के प्रकाशन और छात्रों, शिक्षकों और अभिभावकों के सराहना के बाद वी एण्ड एस पब्लिशर्स छात्र एवं रोजगारोन्मुख पुस्तकों के क्षेत्र में प्रवेश कर रहा है। इसके अन्तर्गत सभी उम्र के लोगों के लिए एक श्रृंखला के रूप में कम्प्यूटर के महत्त्वपूर्ण विषयों पर पुस्तकें प्रकाशित की गई हैं। अपितु कार्य उन्नत चरण में है। सरल एवं आसान भाषा में लिखित ये पुस्तकें कम्प्यूटर के शब्दजाल से परे रखी गयी हैं जिससे कि पाठक इसे किसी साधारण मैनुअल की तरह आसानी से समझ सकें।

प्रस्तुत पुस्तक 'एम एस एक्सेल' के सभी तथ्यों को क्रमबद्ध रूप में स्पष्ट चित्र और विस्तृत व्याख्या के साथ प्रस्तुत किया गया है।

वर्तमान परिदृश्य में कम्प्यूटर का हर क्षेत्र में उपयोग किया जाता है, जैसे कि शिक्षा, व्यापार वाणिज्य, शौक, घर और यहाँ तक कि रोजमर्रा की जिन्दगी में भी। वस्तुत: आज के जीवन में हम इसके बिना जीना सोच नहीं सकते।

पुस्तक की प्रमुख विशेषताएँ :

1. सरल एवं स्पष्ट भाषा
2. क्रमवार प्रारूप में उपयुक्त छवि, स्क्रीनशॉट, चार्ट एवं तालिकाओं के साथ प्रस्तुतीकरण
3. प्रत्येक अध्याय में उपयोगी टिप्स एवं विशेष जानकारी

हमारा यथा सम्भव प्रयास रहा है कि त्रुटियाँ कम हो फिर भी पाठकगण से प्रार्थना है कि किसी भी अनायास अनापेक्षित भूल की सूचना हमें अतिशीघ्र दें जिससे कि आने वाले संस्करण में भूल सुधार हो सके।

विषय-सूची

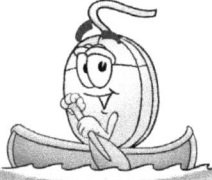

एम.एस एक्सेल 2007 का परिचय (Introduction to MS Excel 2007)

अध्याय – 1

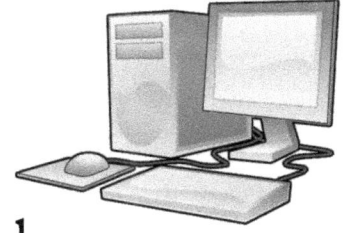

परिचय (Introduction)

एम एस एक्सेल की शुरुआत भले ही 1987 में रिलीज किये गये विंडोज 2.0 में एक साधारण स्प्रेडशीट प्रोग्राम के तौर पर की गयी हो लेकिन आज यह स्प्रेडशीट प्रोग्राम से कही बढ़कर है। आज यह एक बेहतरीन व्यापारिक एप्लीकेशन प्रोग्राम के रूप में विकसित हो चुका है। एम एस एक्सेल अकाउंटिंग के विभिन्न प्रकार के कार्यों को पूर्ण करने के लिये विकसित किया गया एक एप्लीकेशन सॉफ्टवेयर है, जिसमें कई प्रकार के टूल्स, फॉर्मूला और अन्य सुविधाएं प्रदान की गयी हैं। एम एस एक्सेल हमें अपना कार्य आसानी से पूरा करने की काफी सहूलियत प्रदान करता है, जैसे यदि आपको यदि आपको अपने रिजल्ट का कुल योग पता करता है तो आप 'Sum' फंक्शन का प्रयोग कर सकते हैं या फिर औसत पता करने के लिये 'Average' का। इस अध्याय में आप एक्सेल 2007 के बारे में काफी महत्त्वपूर्ण जानकारियाँ प्राप्त करेंगे।

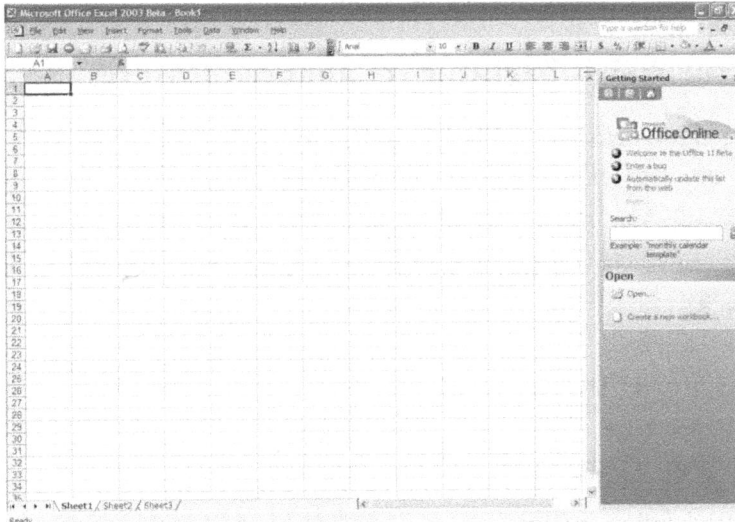

एम एस एक्सेल 2003

एम एस एक्सेल 2007

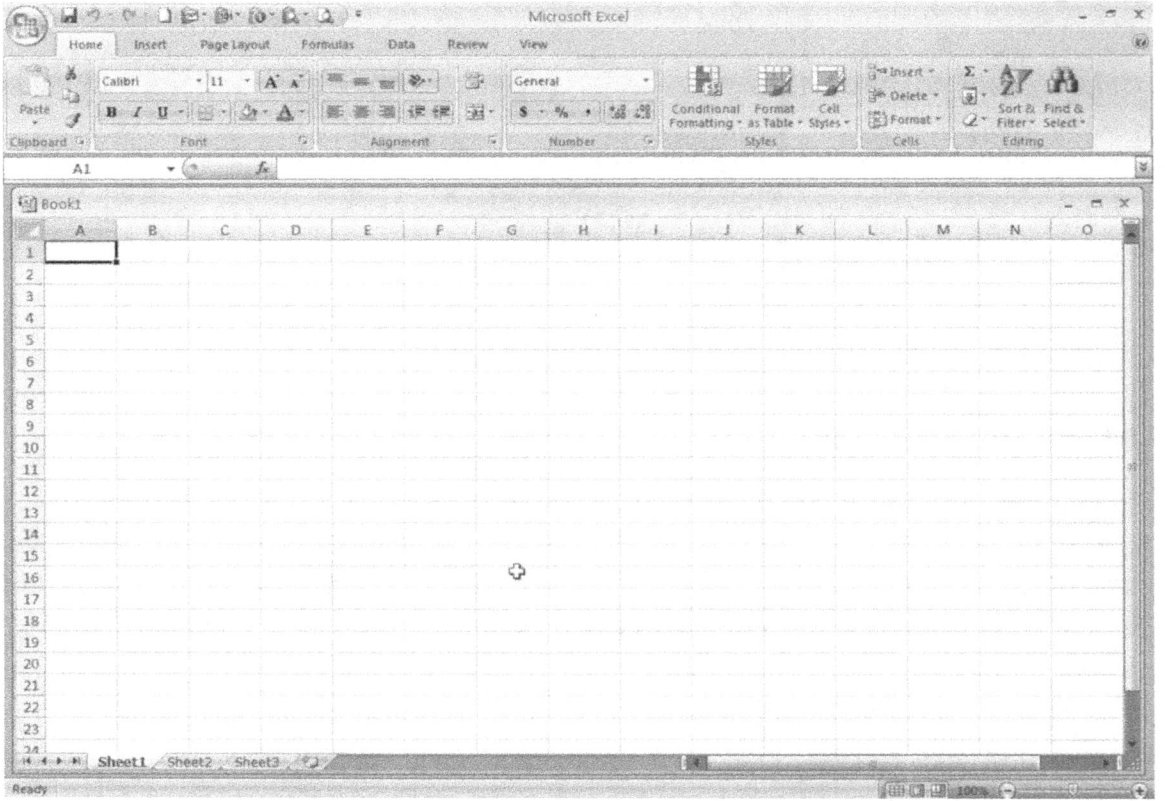

एक्सेल 2007 की बेहतर विशेषताएँ (Enhanced features of Excel 2007)

बेहतर वर्कशीट (Better Worksheet): एम एस एक्सेल 2007 में अपने पिछले सभी संस्करणों से ज्यादा बड़ी वर्कशीट प्रदान की गयी है। एम एस एक्सेल 2003 तक एक वर्कशीट में पंक्तियों की कुल संख्या 65,536 तथा कॉलम्स की कुल संख्या 256 थी। एक्सेल 2007 में इसे पंक्तियों के लिये 16 गुना बढ़ाकर 10,48,576 तथा कॉलम्स के लिये 64 गुना बढ़ाकर 16,384 कर दिया गया है, जो किसी भी प्रकार के डाटा के लिये पर्याप्त है।

कैरेक्टर प्रदर्शन (Character Display): एम एस एक्सेल 2003 तक एक्सेल वर्कशीट की एक सेल (Cell) में आप अधिकतम 1000 कैरेक्टर्स को प्रदर्शित किया जा सकता था। परंतु एम एस एक्सेल 2007 में सेल के लिये इस सीमा को बढ़ाकर 32,767 कर दिया गया है।

बेहतर शॉर्टिंग तथा फिल्टरिंग (Improved Sorting and Filtering): आप अपनी वर्कशीट में जो भी

डाटा प्रविष्ट करते हैं उसे तुरंत खोजने के लिये, एम एस एक्सेल 2007 आपको शॉर्टिंग तथा फिल्टरिंग को आसानी से एक्सेस करने की सुविधा प्रदान करता है। एक्सेल 2007 शॉर्टिंग (Sorting) के 64 स्तर प्रदान करता है तथा ऑटो फिल्टर (Auto Filter) ड्रॉप-डाउन से 10,000 प्रविष्टियों में से किसी भी प्रविष्टि का चयन कर सकते हैं।

बेहतर चार्ट विकल्प (Improved Charts Options): एम एस एक्सेल 2007 आपको व्यापारिक चार्ट्स का निर्माण करने के लिये नये टूल्स प्रदान करता है। जैसे- नई चार्ट स्टाइल, बैकग्राउण्ड, लेआउट्स, लेबल्स तथा अन्य चार्ट टूल्स टैब विकल्प।

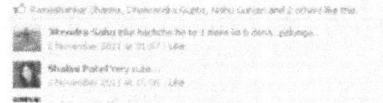

चार्ट ग्रुप

नये फाइल फॉर्मेट्स (New File Formats): एम एस एक्सेल 2007 में कई नये फाइल फॉर्मेट (Extensions) प्रदान किये गये हैं, जिनका प्रयोग केवल एम एस एक्सेल 2007 में ही हो सकता है। एक्सेल 2007 में निर्मित फाइल Xml (Extensible Markup Language) पर आधारित है। इस कारण से लगभग सभी फाइल फॉर्मेट्स को xml पर आधारित किया गया है। अर्थात् एक्सेल 2003 तक वर्कशीट के लिये उपयोग होने वाले फॉर्मेट Xls को बदलकर Xlsx कर दिया गया है, जिस कारण से एक्सेल 2007 में निर्मित वर्कशीट को केवल एक्सेल 2007 में ही उपयोग किया जा सकता है न कि इसके पिछले किसी संस्करण में।

पेज लेआउट व्यू (Page Layout View): एम एस एक्सेल 2007 में अपने यूजर को स्प्रेडशीट का बेहतर लुक देने के लिये पहली बार पेज लेआउट व्यू को परिचित किया गया है। एक्सेल का पेज लेआउट व्यू वर्ड के पेज लेआउट व्यू की तरह ही कार्य करता है, जिसमें आपको स्प्रेडशीट अलग-अलग पेजों में दिखायी देती है।

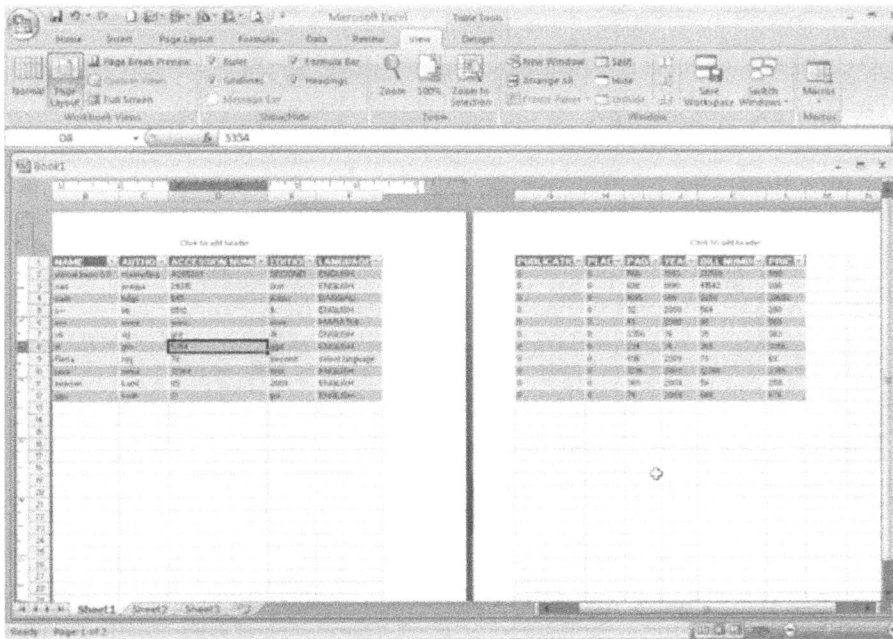

◀ पेज लेआउट व्यू

फंक्शन्स को आसानी से एक्सेस करना (Easy accessing to Functions): एम एस एक्सेल 2007 में प्रदान किये गये 347 फंक्शन्स को एक्सेस करना, इसके पिछले सभी संस्करणों से ज्यादा आसान है। एक्सेल 2007 में 'Formulas' टैब दिया गया है जिसमें सभी फंक्शन्स को उनके कार्यों के अनुरूप अलग-अलग वर्गों में वर्गीकृत किया गया है।

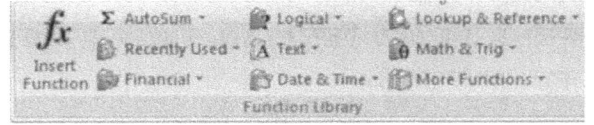

फंक्शन ग्रुप

फॉर्मूला ऑटोकम्प्लीट (Formula Auto complete): एम एस एक्सेल 2007 में इसके पिछले संस्करणों की तुलना में फॉर्मूला टाइप करने के लिये एक अन्य सुविधा का नाम है फॉर्मूला ऑटोकम्प्लीट। एक्सेल 2007 में जब आप '=' टाइप करने के बाद किसी फॉर्मूला के पहले अक्षर को टाइप करते हैं तो उस अक्षर से शुरू होने वाले सभी फॉर्मूलों की एक लिस्ट दिखायी देने लगती है जिससे आप अपनी आवश्यकतानुसार किसी भी फॉर्मूला का चयन कर सकते हैं।

सैकड़ों टेम्पलेट्स (Hundreds of Templates): एक्सेल 2007 में व्यवस्थित रूप से कार्य पूर्ण करने के लिये आपको माइक्रोसॉफ्ट ने इसमें सैकड़ों टेम्पलेट्स प्रदान किये गये हैं, जिन्हें आप अपनी आवश्यकतानुसार पहले से सेव टेम्पलेट्स के रूप में उपयोग कर सकते हैं या फिर माइक्रोसॉफ्ट ऑफिस ऑनलाइन से डाउनलोड कर सकते हैं।

माइक्रोसॉफ्ट ऑफिस एक्सेल 2007 आरम्भ करना
(Starting Microsoft Office Excel 2007)

एम एस एक्सेल 2007 आरम्भ करने के लिये निम्न चरणों का अनुसरण कीजिए:

- ☞ स्टार्ट बटन पर क्लिक कीजिए और Programs पर जाइये।
- ☞ Microsoft Office पर क्लिक कीजिए और Microsoft Office Excel 2007 पर क्लिक कीजिए।

वर्कबुक और वर्कशीट (Workbook and Worksheet)

वर्कबुक और वर्कशीट में उतना ही अंतर है जितना पुस्तक और पन्ने में होता है। एम एस एक्सेल का प्रयोग करके जिस फाइल का निर्माण किया जाता है उसे वर्कबुक कहते हैं। इस फाइल में आप डाटा प्रविष्ट करने के लिये जो शीट होती है उसे वर्कशीट कहते हैं। एक वर्कबुक में डिफॉल्ट रूप से 3 वर्कशीट्स होते हैं जिन्हें आप अपनी आवश्यकतानुसार घटा या बढ़ा सकते हैं।

वर्कशीट को स्प्रेडशीट भी कहते हैं। सामान्यत: स्प्रेडशीट शब्द का प्रयोग वर्कबुक के लिये किया जाता है लेकिन सत्य यह है वर्कशीट वर्कबुक में पंक्तियों और कॉलम्स से बनी हुई तालिका है, जिसमें कई सेल होते

हैं। एम एस एक्सेल 2007 की एक स्प्रेडशीट में कुल 10,48,576 पंक्तियाँ दी गयी हैं जिन्हें 1 से 1048576 तक दर्शाते हैं तथा 16,384 कॉलम्स हैं जिन्हें A से XFD तक दर्शाते हैं। यानी एक वर्कशीट में कार्य करने के लिये आपके पास कुल 17,17,98,69,184 सेल्स हैं। सेल एक प्रकार का आयताकार बॉक्स होता है जिसमें यूजर अपना डाटा प्रविष्ट कर सकता है। इन सेलों का निर्माण पंक्तियों और कॉलम्स के प्रतिच्छेदन से होता है। इसलिए इनका नामकरण भी दोनों के नामों के अनुसार ही होता है, जैसे A1, D5151 तथा XFD356563A एक्सेल 2007 में पहली सेल का नाम A1 तथा अंतिम सेल का नाम XFD1048576 होता है।

नयी वर्कबुक का निर्माण करना (Creating a New Workbook)

आप निम्न चरणों का अनुसरण करके नई वर्कबुक का निर्माण कर सकते हैं:

- ऑफिस बटन पर क्लिक कीजिए और ओपन मेन्यू से 'New' पर क्लिक कीजिए।

- 'New Workbook' डायलॉग बॉक्स ओपन होगा जिसमें Blank Workbook पर क्लिक कीजिए।

- अब Create पुश बटन पर क्लिक कीजिए।

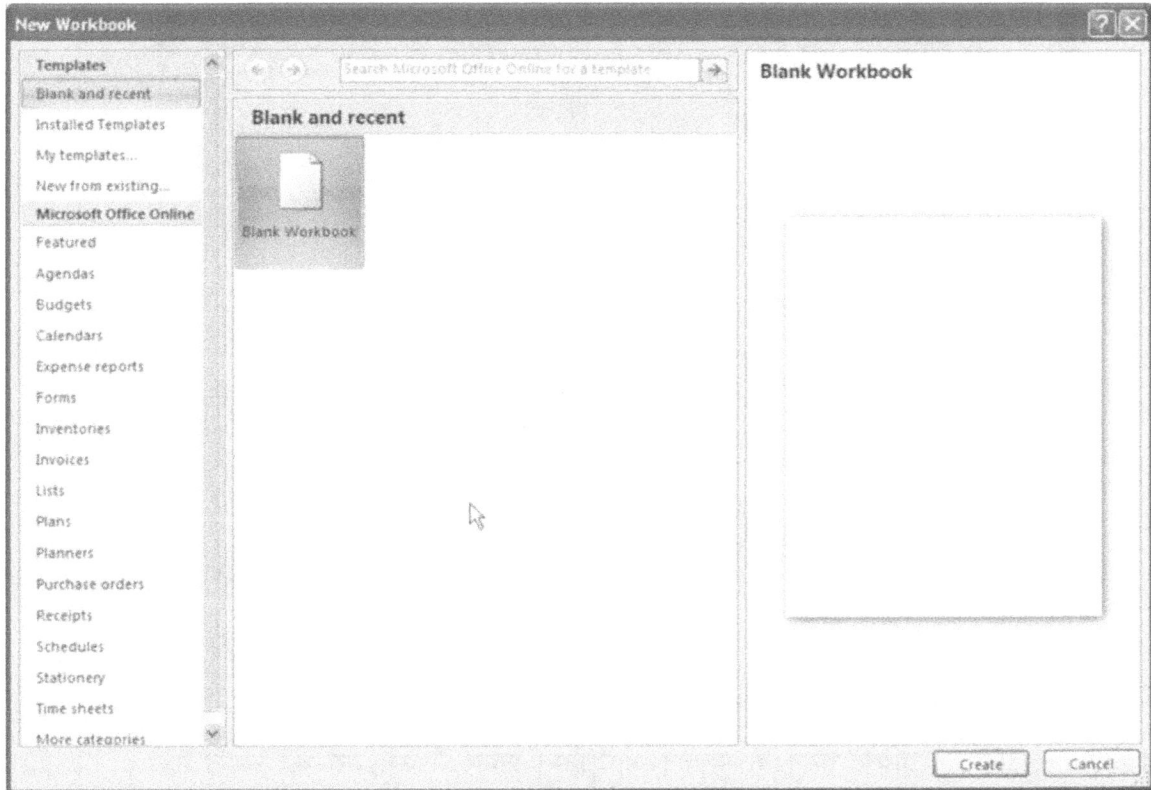

New workbook डायलॉग बॉक्स

एम.एस एक्सेल 2007 का परिचय

अगर आप किसी वर्कबुक का निर्माण टेम्पलेट्स का प्रयोग करके करना चाहते हैं तो निम्न चरणों का अनुसरण कीजिए:

- ☞ ऑफिस बटन पर क्लिक कीजिए और ओपन मेन्यू से 'New' पर क्लिक कीजिए।

- ☞ 'New Workbook' डायलॉग बॉक्स ओपन होगा जिसमें Installed Templates पर क्लिक कीजिए।

- ☞ अगर आपको किसी विशेष टेम्पलेट का प्रयोग करना है तो Microsoft Office Online द्वारा प्रदान किये गये वर्गों में से उपयुक्त वर्ग पर क्लिक कीजिए और ओपन हुए लिस्ट बॉक्स से उपयुक्त टेम्पलेट स्टाइल का चयन करके Download पुश बटन पर क्लिक कीजिए।

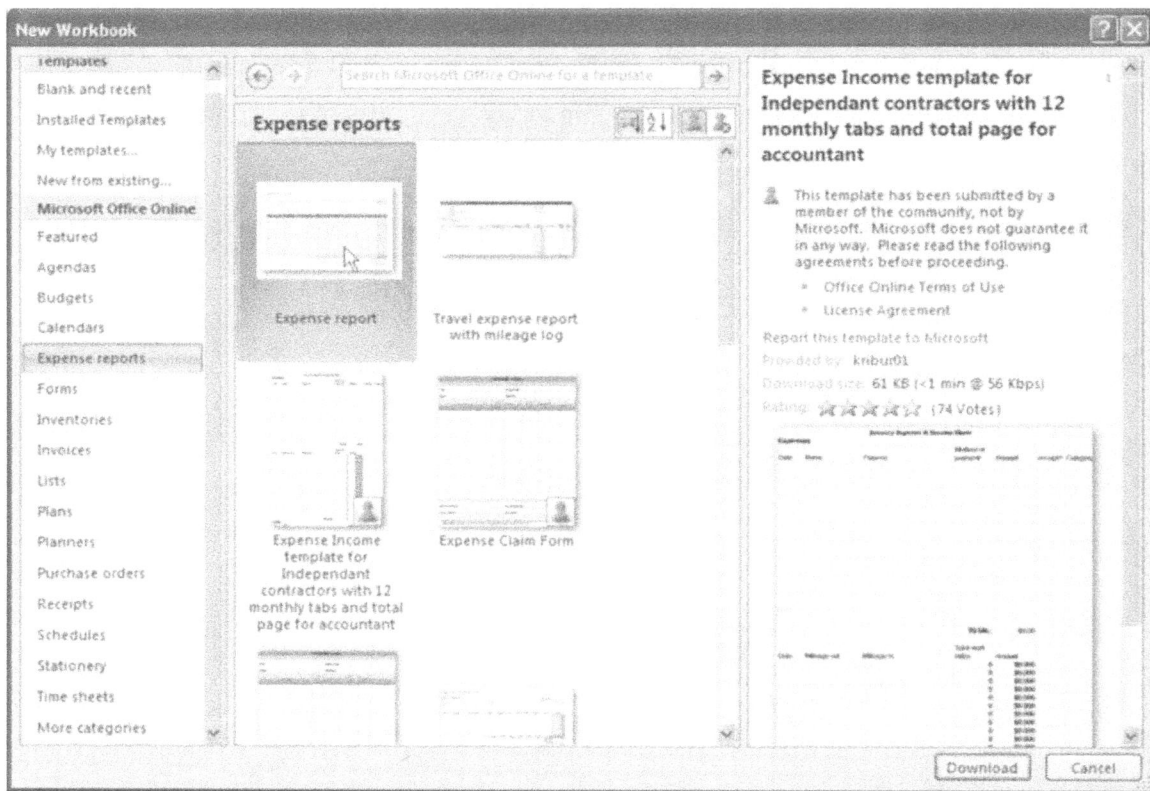

माइक्रोसॉफ्ट ऑफिस ऑनलाइन

वर्कबुक को सेव करना (Saving a Workbook)

वर्कबुक में डाटा को प्रविष्ट करने के पश्चात् आप निम्न प्रकार से उसे सेव कर सकते हैं:

- ☞ ऑफिस बटन पर जाइये।

- ओपन मेन्यू से Save या Save As पर क्लिक कीजिए या Ctrl+S शॉर्टकट कुंजी का प्रयोग कीजिए या फिर क्विक एक्सेस टूलबार से सेव टूल पर क्लिक कीजिए।

- Save As डायलॉग बॉक्स ओपन होगा। इसमें File Name टेक्स्ट बॉक्स में फाइल का उपयुक्त नाम टाइप कीजिए।

- फाइल को स्टोर करने के लिये पाथ का चयन करने के लिये Save in ड्रॉप-डाउन लिस्ट का उपयोग कीजिए।

- अंत में Save पुश बटन पर क्लिक कीजिए।

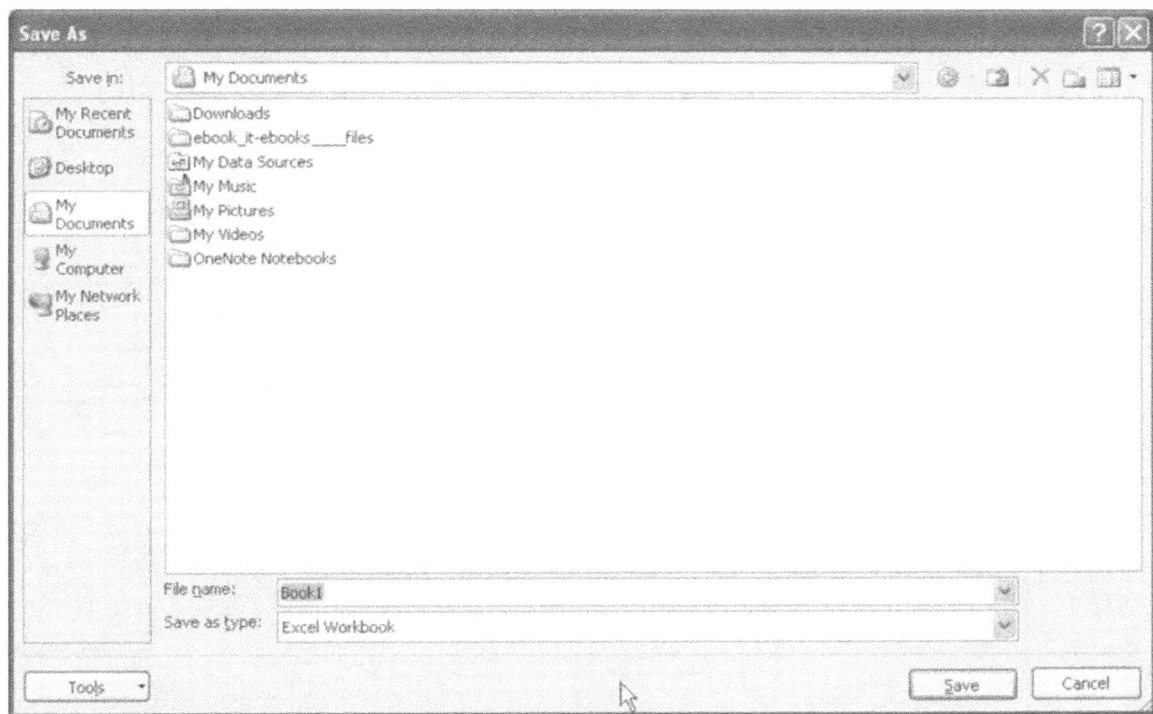

सेव डायलॉग बॉक्स

एम एस एक्सेल 2007 में सेव की गयी फाइल का डिफॉल्ट रूप से फॉर्मेट filename.xlsx होता है। यदि आप किसी अन्य फॉर्मेट के साथ अपने डॉक्यूमेंट को सेव करना चाहते हैं, तो निम्न चरणों का अनुसरण कीजिए:

- ऑफिस बटन पर जाइये।

- ओपन मेन्यू से Save या Save As पर क्लिक कीजिए या Ctrl+S शॉर्टकट कुंजी का प्रयोग कीजिए या फिर क्विक एक्सेस टूलबार से सेव टूल पर क्लिक कीजिए।

एम.एस एक्सेल 2007 का परिचय

- ओपन Save As डायलॉग बॉक्स के File Name टेक्स्ट बॉक्स में फाइल के लिये उपयुक्त नाम टाइप कीजिए।

- Save as Type ड्रॉप डाउन लिस्ट से उपयुक्त फॉर्मेट का चयन कीजिए। जैसे–

  - xlsm – macro-enabled workbook

  - xltx – template workbook

  - xltm – macro-enabled template

  - xlsb – binary workbook

  - xls – 97-2003 excel workbook

- Save पद ड्रॉप-डाउन लिस्ट से फाइल को स्टोर करने के लिये पाथ का चयन कीजिए।

- Save पुश बटन पर क्लिक कीजिए।

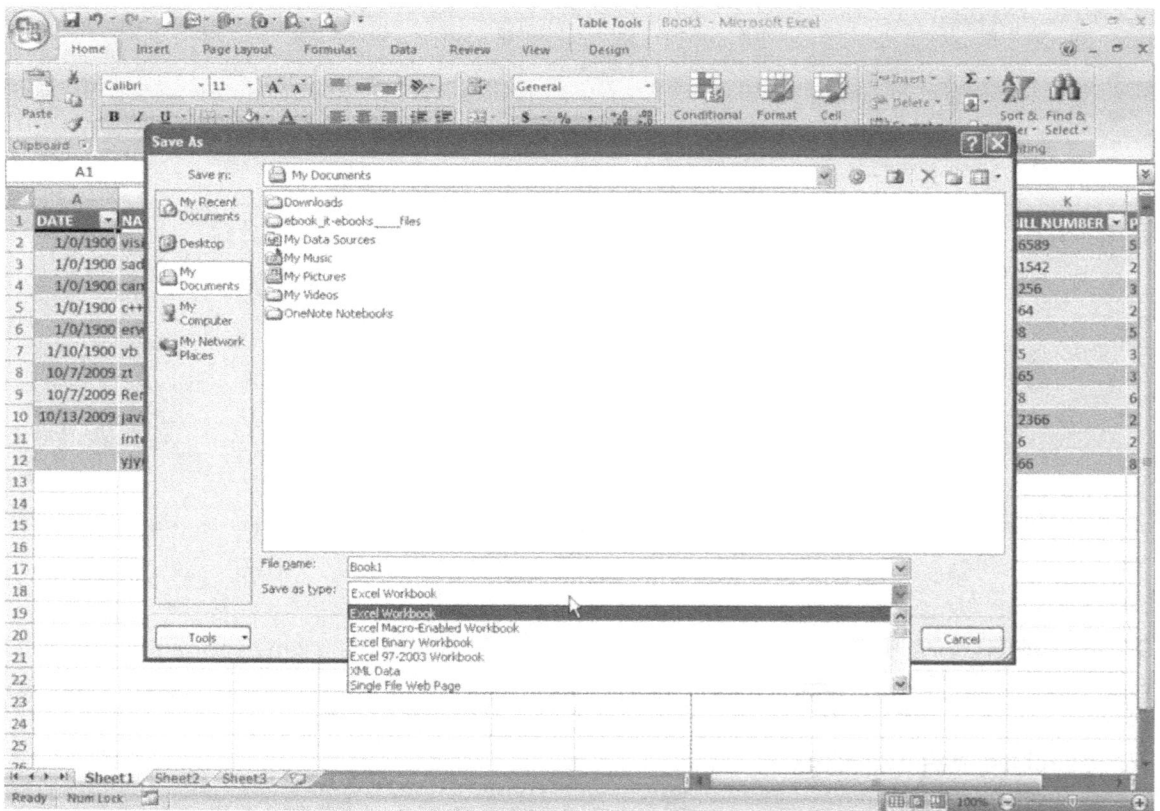

अन्य प्रारूपों के साथ सेव करना

वर्कबुक को ओपन करना (Opening a Workbook)

अपनी वर्कबुक फाइल को ओपन करने के लिये आपको निम्न चरणों का अनुसरण करना होगा:

- 🖱 ऑफिस बटन पर जाइये।

- 🖱 ओपन मेन्यू से Open पर क्लिक कीजिए या Ctrl+O शॉर्टकट कुंजी का प्रयोग कीजिए या फिर क्विक एक्सेस टूलबार से ओपन टूल पर क्लिक कीजिए।

- 🖱 आपके सामने Open डायलॉग बॉक्स होगा। इसमें File Name टेक्स्ट बॉक्स में उस फाइल का नाम टाइप कीजिए जिसे आप ओपन करना चाहते हैं, Files of Type ड्रॉप-डाउन लिस्ट ओपन करके फाइल के फॉर्मेट का चयन कीजिए और Look In से उस पाथ का चयन कीजिए जहाँ फाइल स्टोर है। इच्छित फाइल का चयन कीजिए।

- 🖱 अंत में Open पुश बटन पर क्लिक कीजिए।

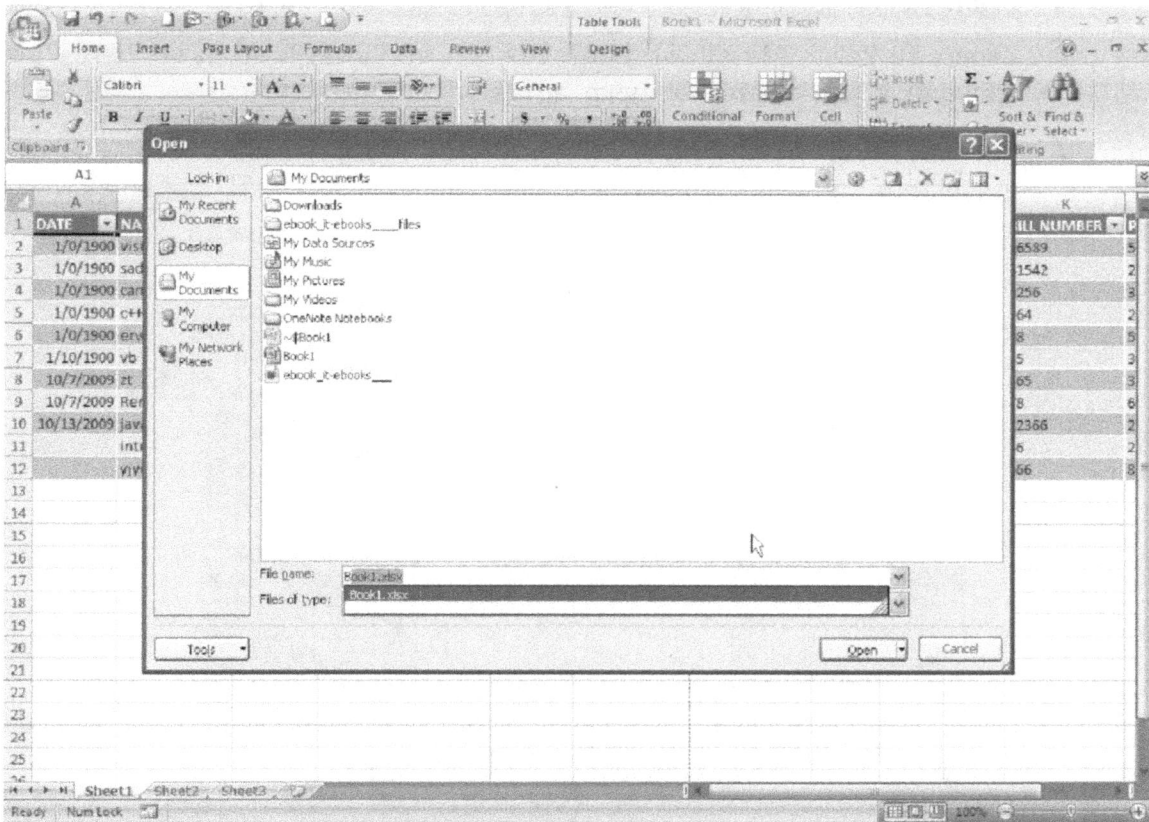

ओपन डायलॉग बॉक्स

एम.एस एक्सेल 2007 का परिचय

वर्कशीट का प्रीव्यू देखना (Previewing Worksheet)

किसी वर्कशीट को प्रिन्ट करने से पहले यह आवश्यक और सुविधाजनक है कि उस वर्कशीट का प्रीव्यू या प्रिन्ट प्रीव्यू देख लिया जाए। प्रीव्यू देख लेने से हमें यह पता चल जाता है कि हमारे डॉक्यूमेंट का प्रिन्ट हमें कागज पर किस प्रकार से प्राप्त होगा। इस प्रक्रिया से हम वर्कशीट के प्रिन्ट डॉक्यूमेंट के मार्जिन (Margin), आकार (Size) आदि का अंदाजा लगा सकते हैं। आप निम्न प्रकार से अपनी वर्कशीट का प्रिन्ट प्रीव्यू देख सकते हैं:

- ऑफिस बटन पर क्लिक कीजिए।
- प्रिन्ट पर जाइये तथा प्रिन्ट प्रीव्यू (Print Preview) पर क्लिक कीजिए या F4 शॉर्टकट कुंजी का प्रयोग कीजिए या फिर क्विक एक्सेस टूलबार से प्रिन्ट प्रीव्यू टूल पर क्लिक कीजिए।
- ओपन हुई प्रिन्ट प्रीव्यू विंडो में आपको निम्न विकल्प मिलेंगे :
  - **Print:** इस गुप में हमें प्रिन्ट बटन तथा पेज सेटअप बटन प्राप्त होते हैं।
  - **Zoom:** इस टूल के विकल्पों का उपयोग करके हम अपने डॉक्यूमेंट के आकार से सम्बन्धित कार्य करते हैं, जैसे डॉक्यूमेंट के आकार को बढ़ाकर या घटाकर देखना।
  - **Preview:** इस टूल में हमें प्रीव्यू से सम्बन्धित विकल्प मिलते है, जैसे नेक्स्ट पेज (Next Page) तथा प्रीवियस पेज (Previous Page) चेक बॉक्स और क्लोज प्रिन्ट प्रीव्यू बटन आदि।

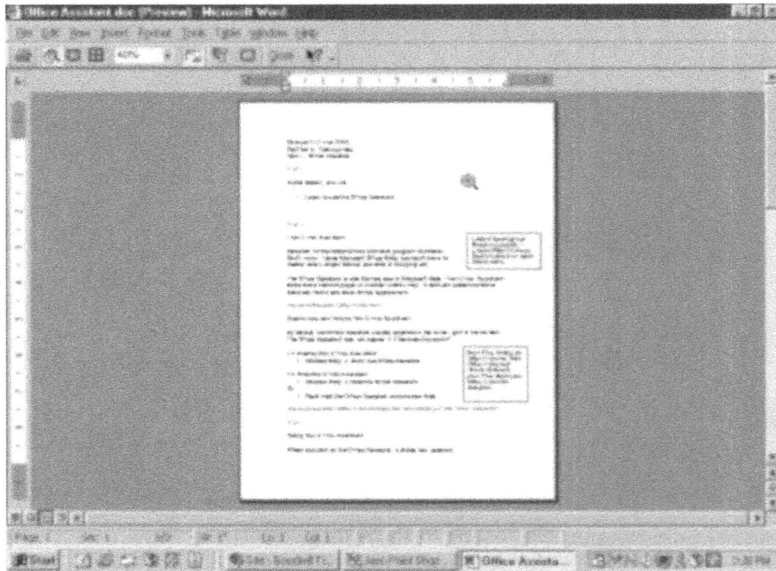

प्रिन्ट प्रीव्यू

डाटा को प्रिन्ट करना (Printing Data)

कम्प्यूटर का प्रयोग करके किये गये किसी भी डॉक्यूमेंट के निर्माण में उसका प्रिन्ट प्राप्त करना एक अत्यंत महत्त्वपूर्ण कार्य है क्योंकि यदि हमें प्रविष्ट डाटा को किसी ऐसे व्यक्ति के समक्ष प्रस्तुत करना है, जो कम्प्यूटर के समक्ष प्रस्तुत नहीं है या कम्प्यूटर का प्रयोग करके उस पर कार्य नहीं कर सकता है तो उसका प्रिन्ट प्राप्त करके आगे के कार्य किये जा सकते हैं। डाटा के इस प्रिन्ट को हम प्रिन्ट आउट या हार्डकॉपी कहते हैं। आप निम्न प्रकार से वर्कशीट का प्रिन्ट प्राप्त कर सकते हैं:

- ऑफिस बटन पर क्लिक कीजिए।

- 'Print' पर जाइये तथा ओपन हुए सबमेन्यू में दिये गये 'Print' पर क्लिक कीजिए या Ctrl+P शॉर्टकट कुंजी का प्रयोग कीजिए या फिर क्विक एक्सेस टूलबार से प्रिन्ट टूल पर क्लिक कीजिए।

- Print डायलॉग बॉक्स ओपन होगा जिसमें आपको निम्न विकल्प मिलेंगे :

  - **Printer:** इस खण्ड में हमें प्रिन्टर का नाम, उसकी दशा (Status), प्रकार (Type) तथा स्थिति (Where) जैसे विकल्प मिलते हैं।

  - **Page Range:** इस खण्ड में हम यह निर्धारित करते हैं कि, अपने वर्कशीट के सभी पेजों का प्रिन्ट प्राप्त करना है (All) या फिर किसी निश्चित पेज रेंज का (Selected Page)।

  - **Copies:** इस खण्ड में हम यह निर्धारित करते हैं कि हमें अपने डॉक्यूमेंट के प्रत्येक पेज की कितनी प्रतियाँ चाहिए।

  - **Print What:** इस भाग में हमें तीन रेडियो बटन प्राप्त होती हैं, जिसका प्रयोग करके आप यह निर्धारित कर सकते हैं कि आप किसी निश्चित सेल रेंज का प्रिन्ट प्राप्त करना चाहते हैं या वर्तमान वर्कशीट का या फिर सम्पूर्ण वर्कबुक का।

- उपरोक्त विकल्पों के बाद OK पर क्लिक कर दीजिए।

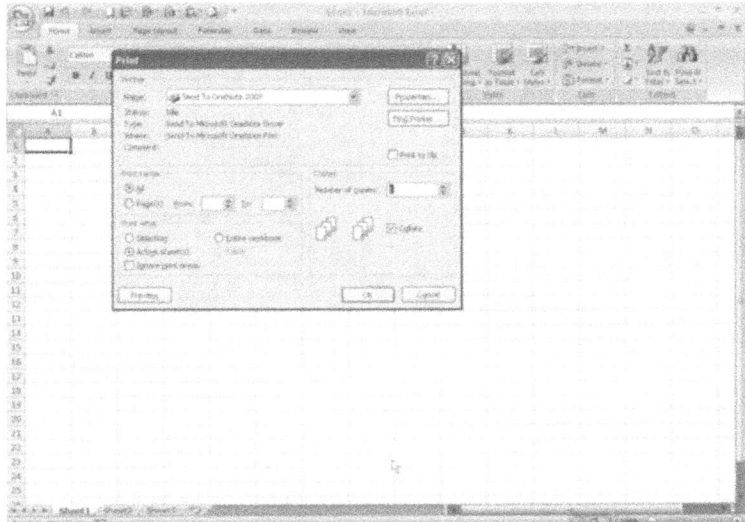

प्रिन्ट डायलॉग बॉक्स

वर्कबुक में वर्कशीट इन्सर्ट करना (Inserting Worksheet in Workbook)

एक्सेल 2003 तक एक वर्कबुक के अंदर अधिकतम 255 वर्कशीट्स का निर्माण किया जा सकता था लेकिन एक्सेल 2007 में इस फीचर को काफी उन्नत किया गया, जिस कारण से आप एक वर्कबुक पर कितनी वर्कशीट्स इन्सर्ट कर सकते हैं यह अब निर्भर करता है आपके कम्प्यूटर की स्टोरेज क्षमता पर। अर्थात् अब एक वर्कबुक में वर्कशीट की संख्या न्यूनतम एक भी हो सकती है तथा अधिकतम बताना संभव नहीं है।

- ☝ Home कमांड के Cells ग्रुप पर जाइये और Insert पर क्लिक कीजिए।
- ☝ ओपन मेन्यू से Insert Sheet पर क्लिक कीजिए या शीट टैब में दायीं ओर स्थित इन्सर्ट शीट टूल पर क्लिक कीजिए। या फिर
- ☝ शीट टैब पर माउस से दायाँ क्लिक कीजिए।
- ☝ एक मेन्यू ओपन होगा इसमें Insert पर क्लिक कीजिए।
- ☝ ओपन Insert डायलॉग बॉक्स से Worksheet का चयन कीजिए और OK पर क्लिक कर दीजिए।

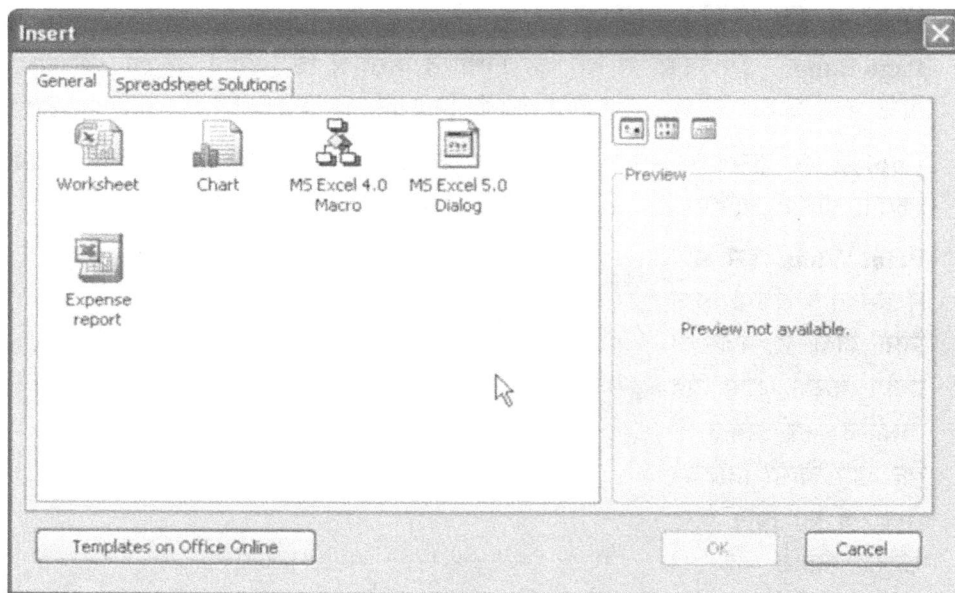

Insert डायलॉग बॉक्स

कीबोर्ड शॉर्टकट (Keyboard Shortcuts)

शॉर्टकट्स का अर्थ है किसी कार्य को जल्दी करना और यहाँ पर भी ये शॉर्टकट्स यही कार्य करते हैं। कीबोर्ड शॉर्टकट्स तब खासे उपयोगी सिद्ध हो सकते हैं जब आपको अपना कार्य जल्द पूरा करना हो क्योंकि

बार-बार माउस द्वारा कमांड्स का प्रयोग करने में काफी समय बीत जाता है जबकि इन कीबोर्ड शॉर्टकट्स से उन कमांड्स को तुरंत एक्सेस किया जा सकता है। एम एस एक्सेल 2007 में प्रयोग होने वाले कीबोर्ड शॉर्टकट कुंजियों में से कुछ निम्न हैं:

Keyboard Shortcuts	Description
Ctrl+N	New Document
Ctrl+S	Save Document
Ctrl+O	Open Document
Ctrl+P or Ctrl+shift+F12	Print Document
Ctrl+T	Insert table
Ctrl+K	Insert hyperlinks
Ctrl+Shift+L	Filter
Ctrl+ page down	Switch to next worksheet
Ctrl+page up	Switch to previous worksheet
Ctrl+arrow key	Move cursor to edge of the data
Ctrl+home	Move to first cell of the worksheet
Ctrl+end	Move to past cell of worksheet
Ctrl+f	Find
Ctrl+h	Replace
Ctrl+d	Font dialog box
Ctrl+A	Select all
Ctrl+spacebar	Select the entire column
Ctrl+D	Fill down
Ctrl+R	Fill right
Ctrl+Z	Undo
Ctrl+Y	Redo
Ctrl+-(hyphen)	Delete the selected cell
Ctrl+1	To display the format cell dialog box
Ctrl+9	Hide the selected row
Ctrl+shift+9	Unhide the rows
Ctrl+0	Hide the columns
Ctrl+shift+0	Unhide the columns
Ctrl+G	Go to dialog box

एम.एस एक्सेल 2007 का परिचय

Alt+H	Home tab
Alt+N	Insert tab
Alt+P	Page Layout tab
Alt+M	Formulas tab
Alt+A	Data tab
Alt+R	Review tab
Alt+W	View tab
Alt+=	Insert auto sum
Alt+'(apostrophe)	Display the style dialog box
Alt+F8	View macro
Alt+Click	View research task pane
Alt+F	Open office button menu
Alt+shift+F1	Insert new worksheet
Shift+F11	Insert new worksheet
Tab	Move one cell to the left
Shift+tab	Move one cell to the right
Arrow keys	Move to left, right, up and down
Home	Move to the beginning of the row
Esc	Cancel the cell entry
Enter	Complete the cell entry
F2	Edit the cell entry
=	Start a formula
F7	Display the spelling dialog box

पॉइन्टर (Pointer)

विंडोज ऑपरेटिंग सिस्टम पर कार्य करते हुए आपने यह देखा होगा कि अलग-अलग कार्यों के अनुसार विंडोज अलग-अलग पॉइन्टर्स का प्रयोग करता है। इसी प्रकार से एक्सेल 2007 में अलग-अलग कार्यों के अनुसार कई पॉइन्टर्स का प्रयोग किया गया है, जो निम्न हैं:

संदर्भ	व्याख्या
एक्सेल का डिफॉल्ट पॉइन्टर	सेल या सेल रेंज का चयन करता है
विंडो की सीमा पर प्रदर्शित	विंडो के आकार को नियंत्रित करने के लिये
पंक्तियों तथा कॉलम्स के बीच दिखता है	पंक्ति तथा कॉलम के आकार को घटाता या बढ़ाता है

सेल में डाटा प्रविष्ट करते हुए प्रदर्शित होता है	सेल में डाटा प्रविष्ट करने के लिये
कॉलम के नाम तथा पंक्ति संख्या पर प्रदर्शित होता हैं	कॉलम या पंक्ति का चयन कर सकते हैं
पॉइन्टर सेल बॉर्डर, चार्ट या ग्राफिक्स पर स्थित होने पर प्रदर्शित होता है	सेल, चार्ट या ग्राफिक्स को मूव कर सकते हैं
सेल बॉर्डर के निचले भाग में दायीं ओर प्रदर्शित होता है	ऑटोफिल (Autofill) का प्रयोग करने के लिये

अध्याय-2

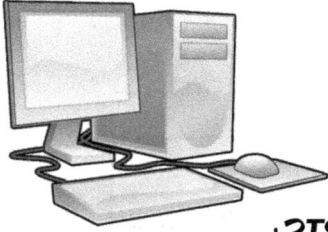

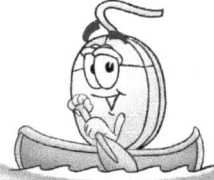

वर्कशीट में कार्य करना (Worksheet)

परिचय (Introduction)

आपने अब तक एक्सेल की जिन खूबियों के बारे में जाना, उन्हें समझना अपेक्षाकृत सरल था। इस अध्याय में आप एक्सेल 2007 की जिन खूबियों के बारे में पढ़ेंगे, वे एक्सेल में कार्य करने के उद्‌देश्य से आपके लिये काफी उपयोगी साबित होंगी।

एम एस एक्सेल में कार्य करने के लिये आपके पास मुख्य रूप से तीन घटक होते हैं, जिनके बिना कार्य नहीं किया जा सकता है। ये हैं:

टेक्स्ट (Text): अक्षरों के रूप में टाइप किया गया डाटा।

संख्या (Numbers): अंकों के रूप में दिया गया डाटा।

फॉर्मूला (Formula): यह निर्देशों का समूह है जो दिये डाटा और कमांड के अनुसार कार्य करता है। किसी भी फॉर्मूले का प्रयोग करने के लिये हमें सेल में सबसे पहले '=' टाइप करना होता है।

सेल रेंज (Cell Range)

एम एस एक्सेल में किसी भी फॉर्मूला का प्रयोग करने, डाटा का प्रिन्ट प्राप्त करने या फिर डाटा को एक वर्कशीट से दूसरी वर्कशीट में कॉफी या मूव करने के लिये डाटा की सेलों का चयन करना आवश्यक होता है। चयनित सेल के इस क्षेत्र को ही हम सेल रेंज कहते हैं। कट, कॉपी और पेस्ट की तरह सेल रेंज भी एक अत्यंत उपयोगी विशेषता है जिससे एक्सेल में कार्य करना काफी सरल हो जाता है। एक्सेल में आप निम्न प्रकार सेलों की एक रेंज का चयन कर सकते हैं:

- सेल के जिस क्षेत्र का चयन करना है, उसके प्रथम या अंतिम सेल पर क्लिक कीजिए।

🖰 कर्सर को उस सेल तक ड्रैग कीजिए, जिस तक आप सेल रेंज का चयन करना चाहते हैं। इसके पश्चात् माउस बटन को छोड़ दीजिए।

अगर आपको किसी फॉर्मूला के लिये सेल रेंज का चयन करना है तो यह कार्य आप निम्न प्रकार से कर सकते हैं:

🖰 उस सेल पर क्लिक कीजिए जिस पर फार्मूला लागू करना है ।

🖰 = चिह्न टाइप कीजिए और फिर फॉर्मूला का नाम टाइप कीजिए, जैसे (= sum)।

🖰 जिस क्षेत्र के डाटा का योग करना चाहते हैं उसकी प्रथम सेल तथा अंतिम सेल का नाम दीजिए, जैसे A1 तथा C5। इन दोनों सेलों के नामों के बीच कोलन (:) चिह्न का प्रयोग करना जरूरी है क्योंकि यह कोलन कम्प्यूटर को बताता है कि किन कॉलम्स तथा पंक्तियों के डाटा का गणना करना है। यदि आप वर्कशीट में अलग-अलग कॉलम्स तथा पंक्तियों के डाटा का योग करना चाहते हैं तो उनकी रेंजों के नामों को कॉमा (Comma) से पृथक् करना चाहिए, जैसे: A1:A5, C1:C5, F1:F5 आदि।

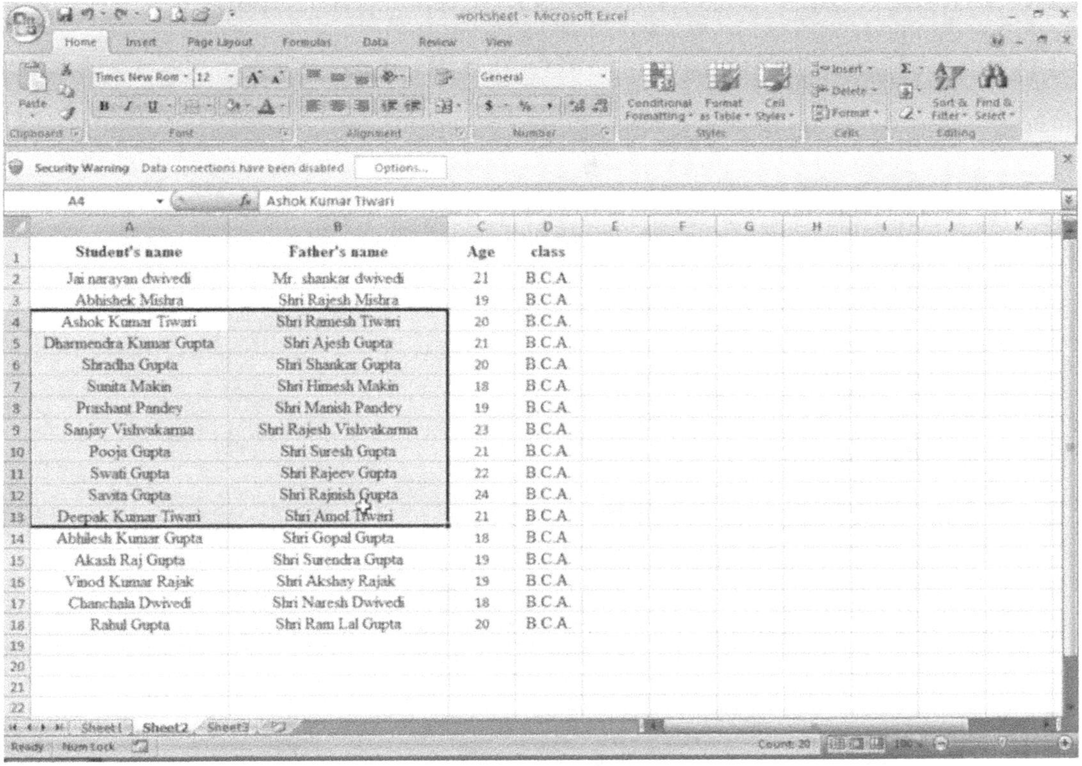

सेल रेंज का चयन करना

वर्कशीट में कार्य करना

सेल रिफरेंस (Cell Reference)

एम एस एक्सेल में सेल रिफरेंस एक बेहतरीन फीचर है जिसका प्रयोग करके आप यह निर्धारित कर सकते हैं कि फॉर्मूला या फंक्शन सेल में दिये गये डाटा के साथ किस प्रकार से कार्य करेगा। सेल रिफरेंस फंक्शन्स के बेसिक बिल्डिंग ब्लॉक्स हैं, जिनका प्रयोग एक्सेल में फॉर्मूला या फंक्शन का उपयोग करते हुए सेल को निर्दिष्ट करने के लिये किया जा सकता है। आप निम्न प्रकार के सेल रिफरेंस का प्रयोग कर सकते हैं:

रिलेटिव सेल रिफरेंस (Relative Cell Reference)

किसी फॉर्मूला का प्रयोग करते हुए जब आप किसी फॉर्मूला के साथ सेल रिफरेंस के रूप में केवल कॉलम के नाम और पंक्ति संख्या का प्रयोग करते हैं तो उसे रिलेटिव सेल रिफरेंस कहते हैं। इस प्रकार की सेल रिफरेंस में जब आप फॉर्मूला को एक सेल से कॉपी करके दूसरी सेल में पेस्ट करते हैं तो उसमें दी गयी सेल रेंज भी कॉलम और पंक्ति के अनुसार बदल जाती है। उदाहरण के लिये, यदि आपने सेल A10 से Sum फंक्शन को कॉपी किया है, जिसमें A1 से A9 तक के डाटा का योग दिया गया है तो फंक्शन को सेल B10 में पेस्ट करने पर यह फंक्शन B1 से B9 तक के डाटा का योग करेगा।

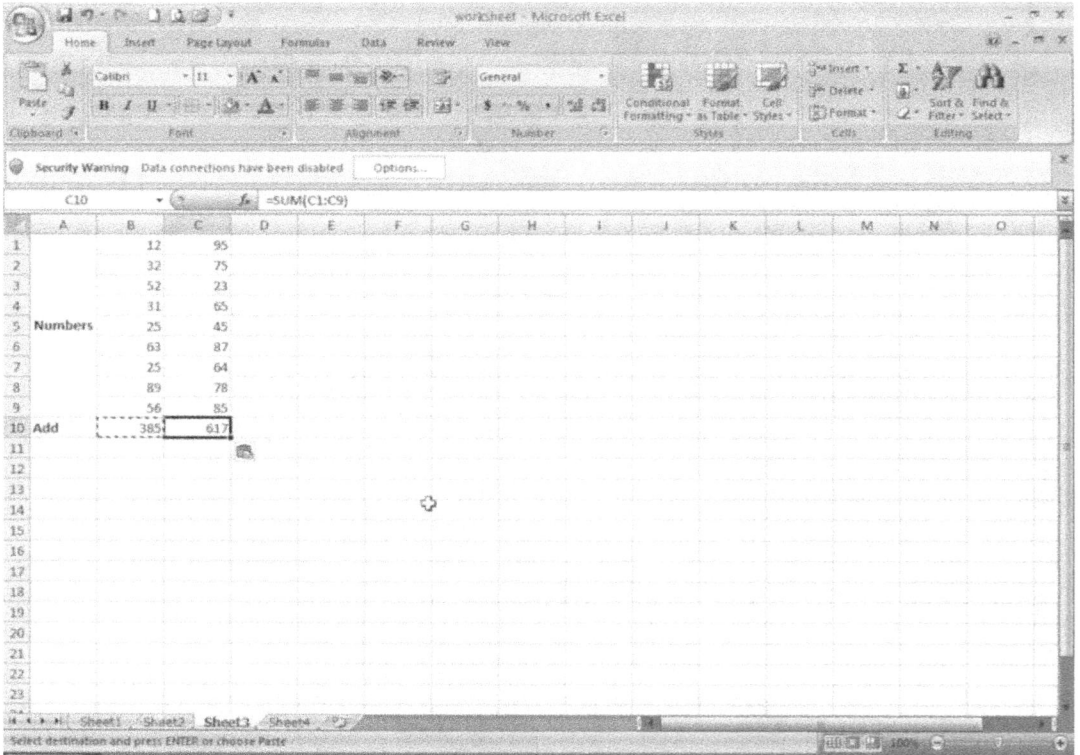

रिलेटिव सेल रिफरेंस

एब्सॉल्यूट सेल रिफरेंस (Absolute Cell Reference)

एब्सॉल्यूट सेल रिफरेंस रिलेटिव सेल रिफरेंस से बिल्कुल विपरीत तरीके से कार्य करता है। इस प्रकार के सेल रिफरेंस को कॉपी करके किसी भी सेल में पेस्ट करने पर रिफरेंस में कोई परिवर्तन नहीं आएगा। इस सेल रिफरेंस का प्रयोग तब किया जाता है, जब यूजर यह नहीं चाहता हो कि सेल रेंज में कोई परिवर्तन आए। एब्सॉल्यूट सेल रिफरेंस का प्रयोग करने के लिये यूजर को कॉलम के नाम तथा पंक्ति संख्या से पहले डॉलर चिह्न ($) का प्रयोग करना चाहिए, जैसे B8। डॉलर चिह्न का प्रयोग कम्प्यूटर को यह बताता है कि यह सेल रिफसरेंस एक एब्सॉल्यूट सेल रिफरेंस है तथा दिये गये फॉर्मूला की सेल रेंज में कोई परिवर्तन नहीं किया जायेगा। इस सेल रिफरेंस का प्रयोग भी दो प्रकार से किया जा सकता है। पहला, दोनों सेलों के साथ डॉलर चिह्न का प्रयोग करके, जैसे (=A1*B1) और दूसरा, किसी एक साथ (=A1*B1)। एब्सॉल्यूट सेल रिफरेंस के पहले प्रकार में डाटा बिल्कुल भी परिवर्तित नहीं होगा जबकि दूसरे प्रकार से 'A1' के अनुरूप परिवर्तन होगा लेकिन 'B1' वैसा ही रहेगा।

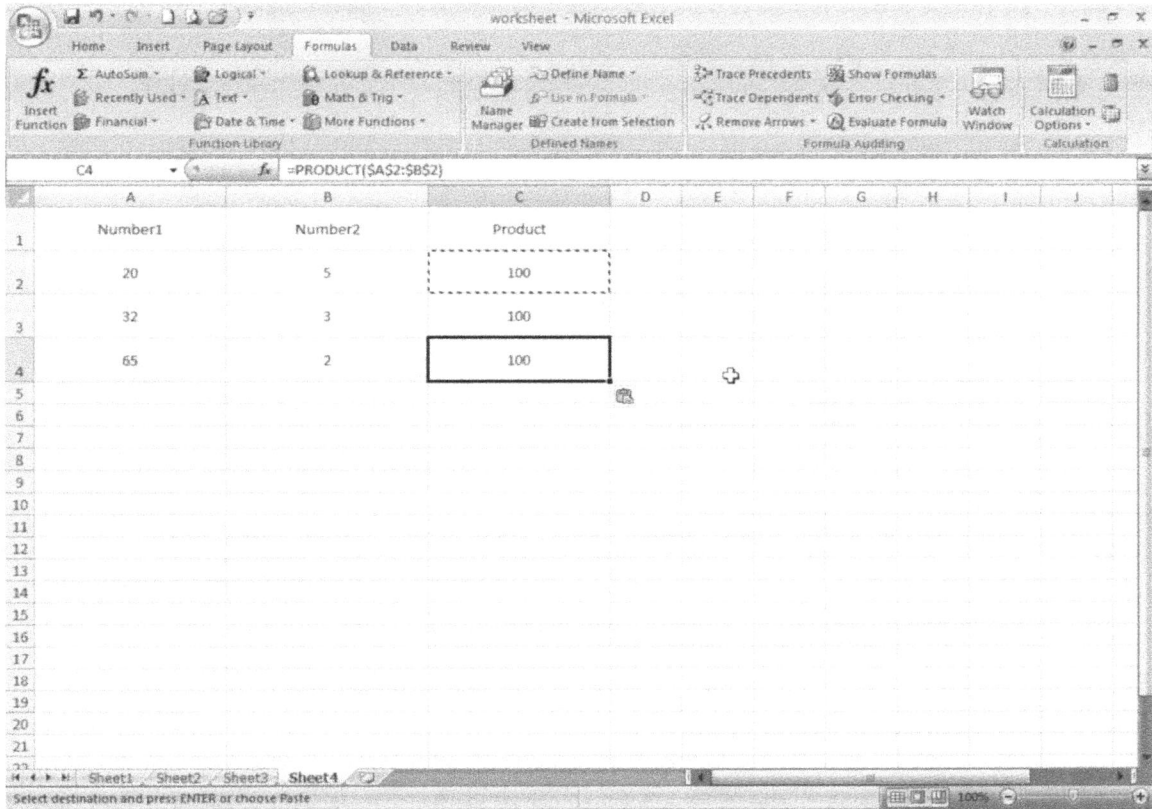

एब्सॉल्यूट सेल रिफरेंस

वर्कशीट में कार्य करना

मिश्रित सेल रिफरेंस (Mixed Cell Reference)

इस प्रकार के सेल रिफरेंस में दोनों सेल रिफरेंसों के गुण पाये जाते हैं यानी फॉर्मूला कॉपी करने पर परिवर्तन होगा भी और नहीं भी। इस प्रकार के सेल रिफरेंस में कॉलम के नाम और पंक्ति संख्या में से किसी एक के साथ डॉलर चिह्न का प्रयोग किया जाता है जबकि दूसरे के साथ नहीं यानी कॉलम या पंक्ति में से किसी एक का डाटा अपरिवर्तनीय रहता है जैसे (=Sum(A$1: $A9)।

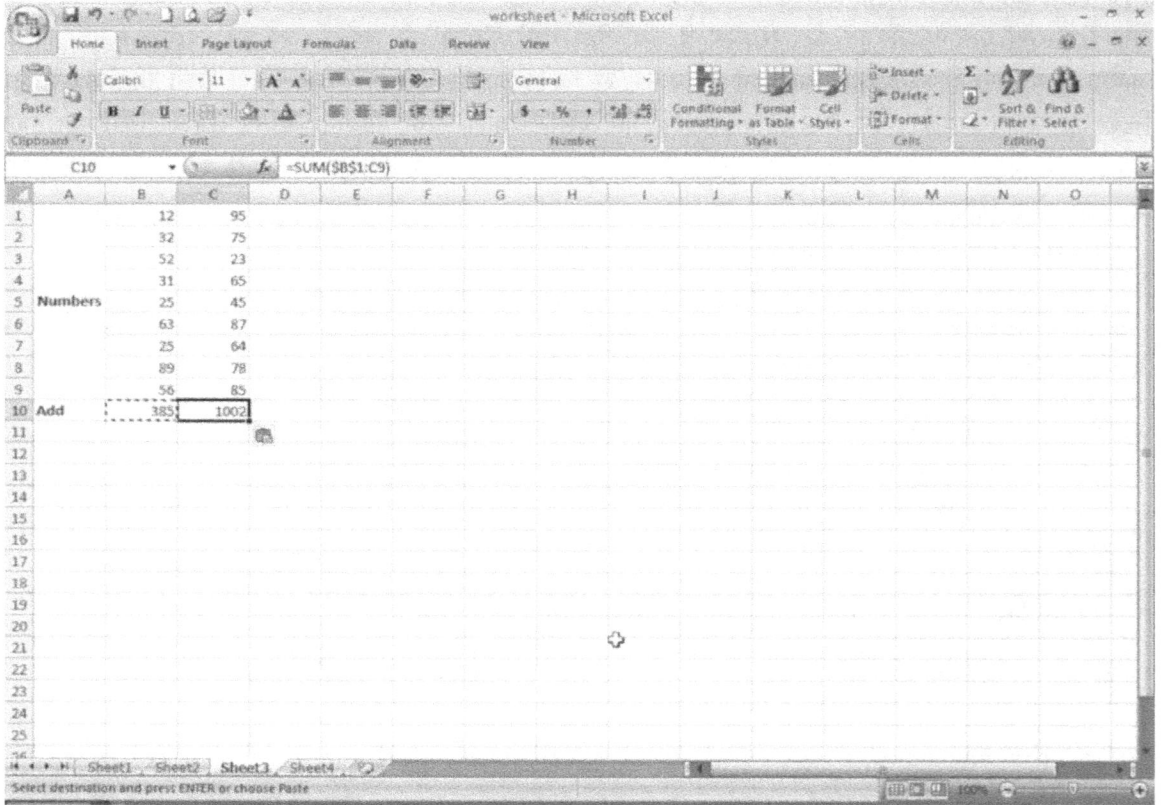

मिश्रित सेल रिफरेंस

वर्कशीट में नई सेल, पंक्ति तथा कॉलम इन्सर्ट करना
(Inserting New Cell, Row and Column)

वर्कशीट पर कार्य करते हुए कई बार कुछ पंक्तियों या कॉलम्स के बीच में डाटा इन्सर्ट करने की जरूरत महसूस होती है। ऐसी स्थिति में आप कॉलम्स या पंक्तियों के बीच नई सेल, पंक्तियाँ कॉलम इंसर्ट कर सकते हैं। वर्कशीट में सेल, पंक्ति या कॉलम इन्सर्ट करने के लिये निम्न चरणों का अनुसरण करना होगा:

- जिस सेल के पास आपको सेल, पंक्ति या कॉलम इन्सर्ट करना है, उस पर क्लिक करके कर्सर स्थापित कीजिए।

- अब Home कमांड टैब पर जाइये और Cells ग्रुप में Insert ऐरो पर क्लिक कीजिए।

- एक ड्रॉप-डाउन लिस्ट ओपन होगी। सेल इन्सर्ट करने के लिये Cell पर क्लिक कीजिए।

- Insert डायलॉग बॉक्स ओपन हो जायेगा। सेलों को दायीं ओर मूव करने के लिये Shift Cells Right रेडियो बटन पर क्लिक कीजिए और सेलों को नीचे मूव करने के लिये Shift Cells Down पर क्लिक कीजिए।

Insert डायलॉग बॉक्स

- अगर आप पंक्ति इन्सर्ट करना चाहते हों तो Insert Sheet Rows पर क्लिक कीजिए। ऐसा करते ही सक्रिय सेल के ऊपर पंक्ति का निर्माण हो जायेगा।

- अगर आप कॉलम इन्सर्ट करना चाहते हों तो Insert Sheet Columns पर क्लिक कीजिए। ऐसा करते ही सक्रिय सेल के दायीं ओर कॉलम का निर्माण हो जायेगा।

- सक्रिय वर्कबुक में नई वर्कशीट इन्सर्ट करने के लिये Insert Sheet पर क्लिक कीजिए।

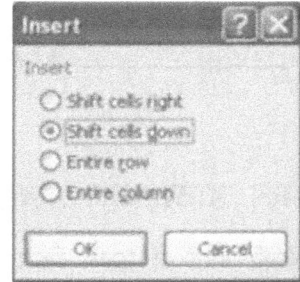

- OK पर क्लिक कर दीजिए।

सेल, कॉलम तथा पंक्ति डिलीट करना (Deleting Cell, Columns and Rows)

किसी सेल, कॉलम या फिर पंक्ति को डिलीट करने के लिये निम्न चरणों का अनुसरण कीजिए:

- जिस सेल, कॉलम या पंक्ति को डिलीट करना है, उसका चयन कीजिए।

- होम कमांड टैब पर जाइये और Cells ग्रुप में Delete ऐरो पर क्लिक कीजिए।

- एक ड्रॉप-डाउन लिस्ट ओपन होगी। सेल को डिलीट करने के लिये Delete Cells पर क्लिक कीजिए।

- Delete डायलॉग बॉक्स ओपन हो जायेगा। सेलों को बायीं ओर मूव करने के लिये Shift Cells Left रेडियो बटन पर क्लिक कीजिए और सेलों को ऊपर मूव करने के लिये Shift Cells Up पर क्लिक कीजिए।

- किसी कॉलम को डिलीट करने के लिये Delete Sheet Columns पर क्लिक कीजिए।

- पंक्ति को डिलीट करने के लिये Delete Sheet Rows पर क्लिक कीजिए।

- पूरी वर्कशीट को ही डिलीट करने के लिये Delete Sheet पर क्लिक कीजिए।

वर्कशीट में कार्य करना

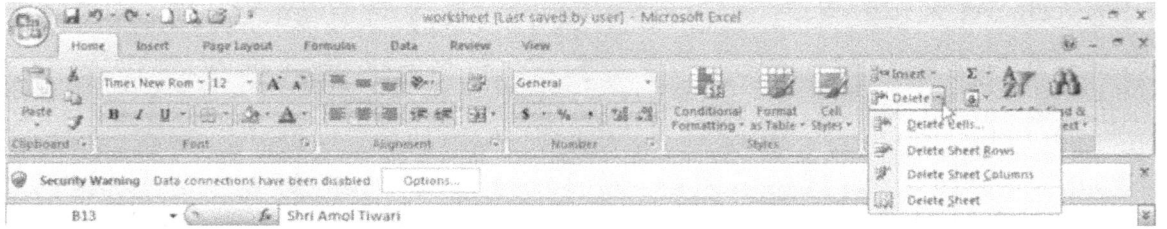

डिलीट विकल्प

सेल डाटा को अलाइन करना (Aligning Cell Data)

किसी सेल में टाइप किया गया डाटा सेल के किस ओर प्रदर्शित होगा, यह निर्धारित किया जाता है अलाइनमेंट के द्वारा। एम एस एक्सेल 2007 में निम्न प्रकार के अलाइनमेंट प्रदान किये गये हैं:

S.No.	Name	Description
1.	Left	डाटा को सेल की बायीं ओर अलाइन करने के लिये।
2.	Center	डाटा को सेल के बीच में अलाइन करने के लिये।
3.	Right	डाटा को सेल की दायीं ओर अलाइन करने के लिये।
4.	Top	डाटा को सेल के शीर्ष पर अलाइन करने के लिये।
5.	Middle	डाटा को सेल के बीच में अलाइन करने के लिये।
6.	Bottom	डाटा को सेल के निचली ओर अलाइन करने के लिये।

आप निम्न प्रकार से सेल के डाटा का अलाइनमेंट सेट कर सकते हैं:

- आप जिस सेल के डाटा का अलाइनमेंट सेट करना चाहते हैं, उस पर क्लिक करके कर्सर को स्थापित कीजिए।
- होम कमांड टैब पर मौजूद Alignment ग्रुप पर जाइये।
- यदि आप डाटा को सेल के बायीं ओर, बीच में या फिर दायीं ओर अलाइन करना चाहते हैं तो क्रमश: Left, Center या Right अलाइनमेंट का प्रयोग कीजिए।
- डाटा को सेल के शीर्ष में, बीच में या फिर नीचे अलाइन करने के लिये क्रमश: Top, Middle या Bottom अलाइनमेंट का प्रयोग कीजिए।
- उपरोक्त दोनों समूहों में से आप एक समय पर एक-एक अलाइनमेंट का प्रयोग कर सकते हैं।

अलाइनमेंट ग्रुप

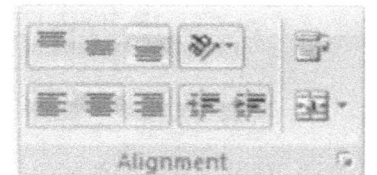

सेल की फॉर्मेटिंग करना (Formatting Cells)

सेल को अलग-अलग प्रकार से फॉर्मेट करने के लिये एम एस एक्सेल आपको कई सुविधाएं प्रदान करता है। वर्कशीट को कस्टमाइज करने के लिये एक्सेल 2007 में कई विकल्प मौजूद हैं, जो वर्कशीट के डाटा को नया प्रारूप प्रदान करते हैं।

बॉर्डर की फॉर्मेटिंग करना (Formatting Border)

वर्कशीट में प्रत्येक सेल को पृथक् रूप से प्रदर्शित करने के लिये बॉर्डर एक उपयोगी और आवश्यक घटक होता है। बॉर्डर का प्रयोग करने पर वर्कशीट के प्रिन्टआउट पर आसानी से डाटा को पृथक् रूप से समझा जा सकता है। एक्सेल वर्कशीट में बॉर्डर का चयन करने के लिये निम्न चरणों का अनुसरण कीजिए:

- जिस सेल या सेल रेंज पर बॉर्डर लागू करना है उसका चयन कीजिए।
- होम कमांड टैब के Font ग्रुप में Border टूल पर क्लिक कीजिए।
- ओपन ड्रॉप-डाउन लिस्ट बॉर्डर का चयन कीजिए।
- यदि आप अन्य बॉर्डर विकल्पों का प्रयोग करना चाहते हैं तो More Borders पर क्लिक कीजिए।
- ओपन Format Cells डायलॉग बॉक्स के Border टैब में बॉर्डर के लिये उपयुक्त लाइन तथा कलर का चयन कीजिए।
- OK पुश बटन पर क्लिक कर दीजिए।

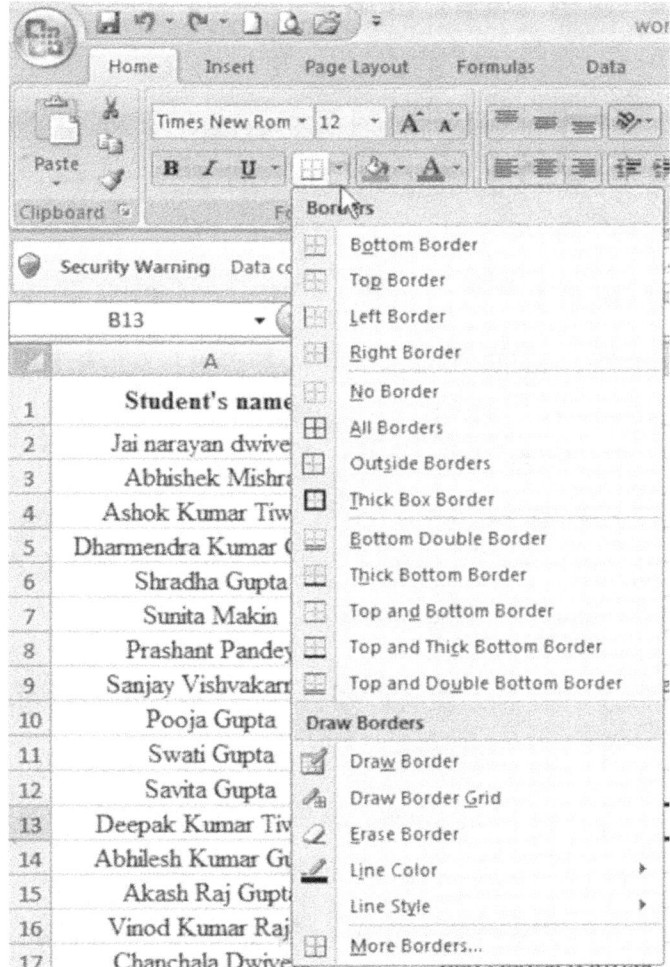

बॉर्डर मेन्यू

वर्कशीट में कार्य करना

पंक्ति का ऊँचाई सेट करना (Adjusting Rows Height)

- 🖰 होम कमांड टैब के Cells ग्रुप पर जाइये और Format पर क्लिक कीजिए।
- 🖰 ओपन पुल-डाउन लिस्ट से Row Height पर क्लिक कीजिए।
- 🖰 ओपन Row Height डायलॉग बॉक्स में पंक्ति के लिये ऊँचाई निर्धारित कीजिए और OK पर क्लिक कर दीजिए।

कॉलम की चौड़ाई सेट करना (Adjusting Columns Width)

- 🖰 होम कमांड टैब के Cells ग्रुप पर जाइये और Format पर क्लिक कीजिए।
- 🖰 ओपन पुल-डाउन लिस्ट से Columns Width पर क्लिक कीजिए।
- 🖰 ओपन Columns Width डायलॉग बॉक्स में कॉलम के लिये चौड़ाई निर्धारित कीजिए और OK पर क्लिक कर दीजिए।

सेलों का मर्ज करना (Merging Cells)

कई बार वर्कशीट का निर्माण करते समय एक सेल में दिये गये डाटा के आधार पर आपको दो या दो से ज्यादा कॉलम्स या पंक्तियों पर कार्य करना पड़ सकता है। ऐसी स्थिति में आप सेलों को मर्ज कर सकते हैं यानी दो या दो से ज्यादा सेलों को मिलाकर एक बड़ी सेल का निर्माण कर सकते हैं। सेलों को मर्ज करने से पहले आपको यह ध्यान रखना चाहिए कि मर्ज की जा रही सेलों में कोई डाटा न हो, वरना बायीं ओर स्थित सेल के डाटा को छोड़कर पूरा बाकी डाटा डिलीट हो जायेगा। सेलों को मर्ज करने के लिये निम्न चरणों का अनुसरण कीजिए:

- 🖰 जिस सेल रेंज को मर्ज करना है, उसका चयन कीजिए।
- 🖰 Home कमांड टैब के Alignment ग्रुप में पर जाइये और Merge टूल पर क्लिक कीजिए।
- 🖰 ओपन मेन्यू से यदि आप सेल को मर्ज करने के पश्चात् कर्सर को सेन्टर अलाइन करना चाहते हैं, तो Merge & Center का चयन कीजिए।
- 🖰 यदि आपको चयनित रेंज में से केवल पंक्तियों को मर्ज करना है, तो Merge Across पर क्लिक कीजिए।

☞ सेलों को किसी फॉर्मेटिंग के बिना मर्ज करने के लिये Merge Cells पर क्लिक कीजिए।

☞ लागू की गयी सेल मर्ज को रद्द करने के लिये Unmerge Cells पर क्लिक कीजिए।

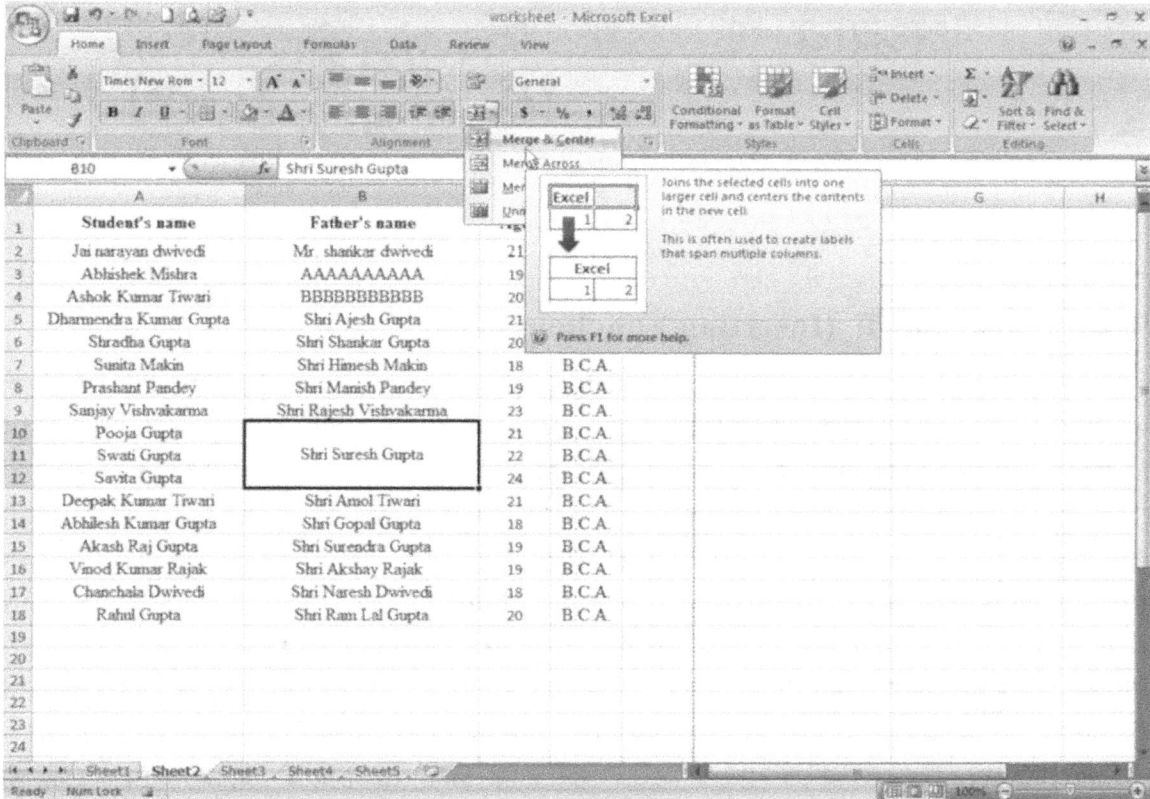

सेलों का मर्ज करना

वर्कशीट में कार्य करना

अध्याय – 3

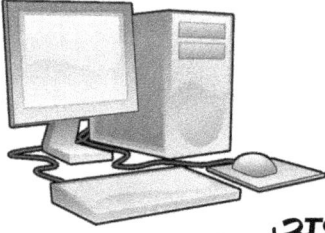

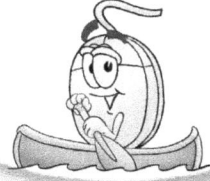

फंक्शंस और चार्ट (Functions & Charts)

फंक्शंन इंसर्ट करना (Inserting Functions)

एम एस एक्सेल गणना सम्बन्धी विभिन्न प्रकार के कार्य करने में सहायता करता है। विभिन्न गणनाओं को पूर्ण करने के लिये जिन दिशानिर्देशों या विधियों का प्रयोग किया जाता है उसे फॉर्मूला कहते हैं। एक्सेल ऐसे ही फॉर्मूलों को एक पूर्वनिर्धारित सेट के रूप में यूज़र्स को प्रदान करता है जिन्हें फंक्शन्स कहते हैं। यह एक प्रकार का माध्यम है जिसका प्रयोग करने पर यूज़र्स को फॉर्मूला याद रखने की जरूरत नहीं होती है। किसी लंबी प्रक्रिया में फंक्शन्स काफी सहायता करते हैं। उदाहरण के लिये, मान लीजिए कि आपको ।1 से A8 सेल तक प्रविष्ट डाटा का योग करना है तो आप साधारण तरीके से A1+A2+A3+A4+A5+A6+A7+A8 टाइप करके यह योग कार्य कर सकते हैं। लेकिन अगर यही गणना A1 से A656564 तक हो, तो इस साधारण विधि का प्रयोग करना काफी कठिन हो जायेगा। इस स्थिति में फंक्शन्स यूजर की सहायता करते हैं, अर्थात् A1 से A656564 तक के डाटा का योग करने के लिये आपको A656565 सेल पर केवल =Sum(A1:A656564) टाइप करके 'Enter' कुंजी दबानी होगी और ऐसा करते ही आपको सम्पूर्ण डाटा का योग प्राप्त हो जायेगा।

स्प्रेडशीट में दो प्रकार से किसी भी फंक्शन को इन्सर्ट किया जा सकता है।

1. सेल में फॉर्मूला या फंक्शन टाइप करके।
2. फॉर्मूला लाइब्रेरी से।

सेल में फॉर्मूला या फंक्शन टाइप करके (By Typing Formula or Functions in Cell)

- आप जिस सेल में फंक्शन इन्सर्ट करना चाहते हैं, उस पर कर्सर को स्थापित कीजिए।
- किसी फंक्शन को टाइप करने के लिये यूजर को पूरा फंक्शन याद होना चाहिए। = चिह्न टाइप कीजिए और फिर उपयुक्त फॉर्मूला या फंक्शन उसके आर्ग्यूमेंट के साथ टाइप कीजिए। यदि आपको

फंक्शन याद नहीं भी है तो फंक्शन का पहला अक्षर टाइप कीजिए। उस अक्षर से शुरू होने वाले सभी फंक्शन्स की एक लिस्ट ओपन हो जायेगी। इसमें उपयुक्त फंक्शन का चयन कीजिए और आर्ग्यूमेंट दीजिए।

- Enter कुंजी दबाइये।

S.No.	Student's name	Father's name	Age	class	Total Fees	Paid Fees	Balance
1	Jai narayan dwivedi	Mr. shankar dwivedi	21	B.C.A.	20000	15000	=F2-G2
2	Abhishek Mishra	AAAAAAAAAA	19	B.C.A.	20000	10000	
3	Ashok Kumar Tiwari	BBBBBBBBBBB	20	B.C.A.	20000	12000	
4	Dharmendra Kumar Gupta	Shri Ajesh Gupta	21	B.C.A.	20000	15350	
5	Shradha Gupta	Shri Shankar Gupta	20	B.C.A.	20000	13520	
6	Sunita Makin	Shri Himesh Makin	18	B.C.A.	20000	14630	
7	Prashant Pandey	Shri Manish Pandey	19	B.C.A.	20000	11250	
8	Sanjay Vishvakarma	Shri Rajesh Vishvakarma	23	B.C.A.	20000	10520	
9	Pooja Gupta		21	B.C.A.	20000	13530	
10	Swati Gupta	Shri Suresh Gupta	22	B.C.A.	20000	19530	
11	Savita Gupta		24	B.C.A.	20000	13520	
12	Deepak Kumar Tiwari	Shri Amol Tiwari	21	B.C.A.	20000	[illegible]530	
13	Abhilesh Kumar Gupta	Shri Gopal Gupta	18	B.C.A.	20000	13525	
14	Akash Raj Gupta	Shri Surendra Gupta	19	B.C.A.	20000	13530	
15	Vinod Kumar Rajak	Shri Akshay Rajak	19	B.C.A.	20000	13500	
16	Chanchala Dwivedi	Shri Naresh Dwivedi	18	B.C.A.	20000	15230	
17	Rahul Gupta	Shri Ram Lal Gupta	20	B.C.A.	20000	15200	

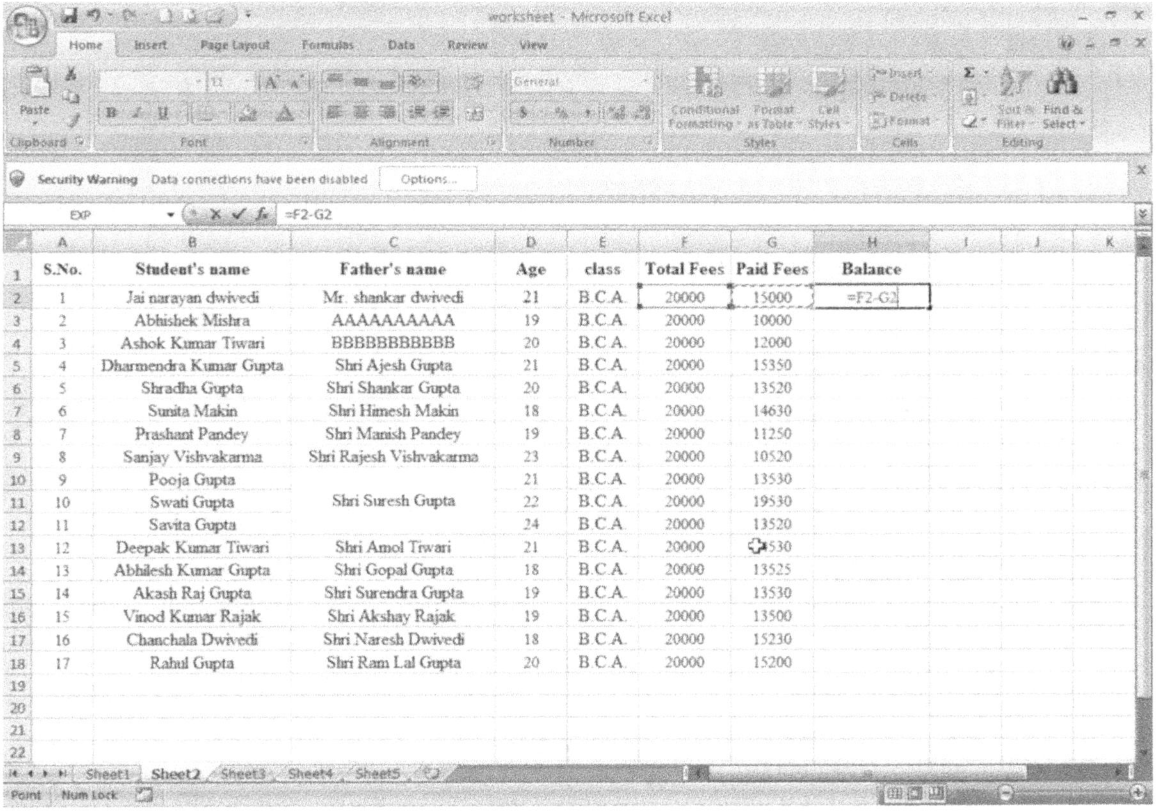

फॉर्मूला इन्सर्ट करना

फॉर्मूला लाइब्रेरी से (From Formula Library)

- Formulas कमांड टैब पर जाइये और Function Library ग्रुप में Insert Function पर क्लिक कीजिए।
- Inset Function डायलॉग बॉक्स ओपन होगा। इसमें उपयुक्त फंक्शन का चयन करके OK पुश बटन पर क्लिक कीजिए।

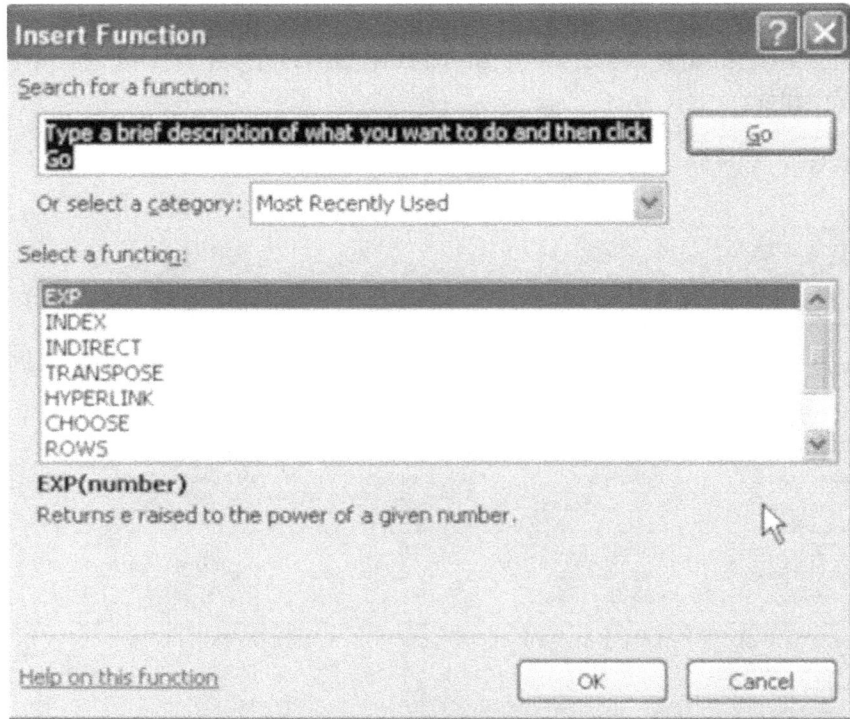

Insert Function डायलॉग बॉक्स

🖱 ओपन Function Arguments डायलॉग बॉक्स में चयनित फंक्शन के लिये तर्क का चयन कीजिए, जैसे कि, सेल, कॉलम या पंक्ति की रेंज।

🖱 OK पर क्लिक कीजिए।

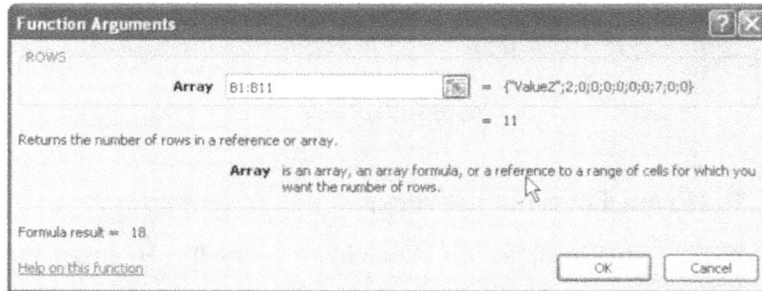

Function Arguments डायलॉग बॉक्स

फंक्शन प्रविष्ट करने के बाद यदि आप उसमें कोई एडिटिंग करना चाहते हैं तो F2 का प्रयोग करके उसमें एडिटिंग कर सकते हैं।

एम एस एक्सेल 2007 के फंक्शन्स (Functions in MS Excel 2007)

एम एस एक्सेल 2007 में सभी फंक्शन्स वर्गों में विभाजित किया गया है। ये निम्न हैं:

वित्तीय फंक्शन (Financial Function)

इस श्रेणी में उन फंक्शन्स को रखा गया है, जिनका प्रयोग वित्तीय कार्यों को पूर्ण करने के लिये किया जाता है। जैसे:

PMT ( ): फंक्शन लोन (Loan) के लिये स्थिर भुगतान तथा ब्याज दर के आधार पर भुगतान का पता लगाने के लिये।

Rate ( ): लोन की अवधि, मासिक भुगतान, लोन की कुल रकम के आधार पर वार्षिक ब्याज दर की गणना करने के लिये।

DISC ( ): छूट का पता लगाने के लिये।

तार्किक फंक्शन (Logical Function)

इस वर्ग में उन फंक्शन्स को सम्मिलित किया गया है जो तर्क के आधार पर गणना करते हैं। इस प्रकार की गणना में उत्तर 'True' या 'False' के रूप में प्राप्त होता है।

AND( ): यह फंक्शन परिणाम के रूप में 'True' तभी प्रदर्शित करेगा यदि दिये गये जब दिये गये दोनों तर्क सत्य हो। किसी एक के भी असत्य होने पर यह 'False' प्रदर्शित करता है।

If( ): इस फंक्शन की कार्यप्रणाली प्रोग्रामिंग भाषाओं के 'If' स्टेटमेंट की तरह ही है। जिसमें तर्क के सत्य होने पर परिणाम कुछ और होगा तथा असत्य होने पर कुछ और ही प्रिन्ट होगा।

टेक्स्ट फंक्शन (Text Function)

इस प्रकार के फंक्शन्स का प्रयोग किसी एक्सप्रेशन को टेक्स्ट आर्ग्यूमेंट में परिवर्तित करने के लिये करते हैं।

BAHTEXT ( ): इस फंक्शन का प्रयोग करके किसी संख्या को थाई भाषा में टेक्स्ट के रूप में प्रदर्शित किया जा सकता है।

CODE ( ): इस फंक्शन का प्रयोग करने पर टाइप किये गये 'ANSI' कैरेक्टर के स्थान पर 1 से 255 के बीच का अंक प्रदर्शित होता है।

डेट तथा टाइम फंक्शन (Date and Time Function)

इस वर्ग में वे फंक्शन्स हैं जिनका प्रयोग दिनांक और तारीख से सम्बन्धित कार्यों के लिये किया जाता है, जैसे कोई निश्चित तारीख प्रदर्शित करने के लिये।

DATE (): यह फंक्शन दिये गये साल, माह और दिनांक के अनुसार अंतर्राष्ट्रीय प्रारूप में दिनांक प्रदर्शित करता है, जैसे 7/8/2009(8th july 2009)।

DAYS360 (): यह फंक्शन दो तारीखों के बीच में आने वाले दिनों की संख्या बताता है यानी दो दिनों के बीच का अंतर क्या है। जैसे, 9 नवंबर 2009 और 22 दिसंबर 2010 के बीच कुल 461 दिनों का अंतर है।

लुकअप तथा रिफरेंस फंक्शन (Lookup & Reference Function)

इन फंक्शन्स का प्रयोग सेल के संदर्भों से सम्बन्धित कार्य करने के लिये किया जाता है। ये फंक्शन्स दिये गये संदर्भ के आधार पर आउटपुट प्रदान करते हैं, जैसे कॉलम की संख्या, पंक्तियों की संख्या बताना तथा हायपरलिंक इन्सर्ट करना।

COLUMN (): यह फंक्शन निर्दिष्ट की गयी सेल के आधार पर कॉलम की संख्या बताता है। जैसे- यदि आपने फंक्शन में E2 सेल निर्दिष्ट किया है तो फंक्शन कॉलम संख्या 5 बतायेगा।

ROW (): यह फंक्शन निर्दिष्ट की गयी सेल के आधार पर पंक्ति की संख्या बताता है। जैसे- यदि आपने फंक्शन में E2 सेल निर्दिष्ट किया है तो फंक्शन पंक्ति संख्या 2 बतायेगा।

गणितीय तथा त्रिकोणमिति फंक्शन (Mathematical & Trigonometry Function)

इस श्रेणी में गणित और त्रिकोणिमिति से सम्बन्धित फंक्शन्स को सम्मिलित किया गया है।

COS (): इस फंक्शन का प्रयोग करने पर सेल में दिये गये कोण की कोसाइन (Cosine) वैल्यू प्रदर्शित होती है। जैसे, 'Cos 45 की वैल्यू 0.5253।

FACT (): इस फंक्शन का प्रयोग करने पर हमें दी गयी अंक की फैक्टोरियल संख्या प्राप्त होती है।

POWER (): इस फंक्शन का प्रयोग करने पर हमें दिये गये अंक का निर्दिष्ट घात प्राप्त होता है।

SUM (): इस फंक्शन का प्रयोग दो या दो से ज्यादा संख्याओं, सेलों या सेल रेंजों को जोड़ने के लिये किया जाता है।

सांख्यिकी फंक्शन (Statistical Function)

इस वर्ग के फंक्शन्स का प्रयोग सांख्यिकी से सम्बन्धित कार्यों को पूर्ण करने के लिये किया जाता है।

AVERAGE ( ): इस फंक्शन का प्रयोग दी गयी संख्याओं का औसत प्राप्त करने के लिये किया जाता है।

COUNT ( ): इस फंक्शन का प्रयोग दी गयी सेल रेंज में उन सेलों की गणना करने के लिये किया जाता है, जिनमें कोई संख्या स्टोर है।

MAX ( ): इस फंक्शन का प्रयोग करके निर्दिष्ट की गयी संख्याओं में से सबसे बड़ी संख्या प्राप्त की जा सकती है।

इंजीनियरिंग फंक्शन (Engineering Function)

इस फंक्शन्स का प्रयोग इंजीनियरिंग गणितीय गणनाओं के लिये किया जाता है।

IMSUM ( ): इस फंक्शन द्वारा x+yi या x+yj प्रारूप में दी गयी संख्याओं को जोड़ा जा सकता है।

IMSUB ( ): इस फंक्शन द्वारा x+yi या x+yj प्रारूप में दी गयी संख्याओं को घटाया जा सकता है।

BIN2DEC ( ): इस फंक्शन का प्रयोग करके बाइनरी संख्यों की डेसीमल संख्या प्राप्त की जा सकती है।

सूचना फंक्शन (Information Function)

इस वर्ग के फंक्शन्स वर्कशीट से सम्बन्धित कुछ विशेष सूचनाएँ प्रदान करते हैं, जैसे डाटा वैल्यू का प्रकार, सम या विषम संख्या आदि।

ISEVEN ( ): यदि सेल में दी गयी संख्या एक सम संख्या है तो यह फंक्शन आउटपुट के रूप में 'True' प्रदर्शित करता है अन्यथा 'False'।

ISTEXT ( ): यदि सेल में कोई टेक्स्ट दिया गया है तो यह फंक्शन आउटपुट के रूप में 'True' प्रदर्शित करता है अन्यथा 'False'।

ऑपरेटर्स (Operators)

ऑपरेटर्स उन विशेष चिह्नों को कहते हैं जो कम्प्यूटर को गणना का प्रकार बताते हैं अर्थात् यह बताते हैं कि सेल में दिये गये फॉर्मूला का उपयोग किस प्रकार करना है। माइक्रोसॉफ्ट एक्सेल 2007 ऐसे ही चार प्रकार के ऑपरेटर्स का समर्थन करता है: अरिथमेटिक ऑपरेटर (Arithmetic Operator), तुलनात्मक ऑपरेटर

(Comparison Operator), टेक्स्ट ऑपरेटर (Text Operator) तथा संदर्भ ऑपरेटर (Reference Operator)।

गणितीय ऑपरेटर्स (Arithmetic Operators)

क्र.	ऑपरेटर	नाम	उदाहरण	परिणाम
1.	+	जोड़ना (Addition)	=5+9	14
2.	-	घटाना (Substraction)	=8-6	2
3.	×	गुणा (Multiplication)	=5×7	35
4.	/	भाग (Division)	=6/3	2
5.	^	घात (Exponential)	$=4^4$	256

तुलनात्मक ऑपरेटर्स (Comparison Operators)

क्र.	ऑपरेटर	नाम	उदाहरण
1.	=	बराबर (Is Equal To)	A1=B1
2.	>	बड़ा (Greater Than)	A1>B1
3.	<	छोटा (Smaller Than)	A1<B1
4.	>=	बड़ा या बराबर (Smaller than or Equal to)	A1>=B1
5.	<=	छोटा या बराबर (Greater than or Equal to)	A1<=B1
6.	<>	बराबर नहीं (Not Equal to)	B1<>A1

टेक्स्ट ऑपरेटर्स (Text Operator)

क्र.	ऑपरेटर	नाम	व्याख्या
1.	&	एम्परसैण्ड (Ampersand)	दो अलग-अलग मानों को एक साथ प्रदर्शित करता है।

संदर्भ ऑपरेटर (Reference Operator)

क्र.	ऑपरेटर	नाम	व्याख्या
1.	:	कोलन (Colon)	यह रेंज ऑपरेटर है, जो यह बताता है कि फॉर्मूला को किस सेल से किस सेल तक लागू करना है।
2.	,	कॉमा (Comma)	यह एक यूनियन ऑपरेटर है, जो वैल्यूज को पृथक् करता है।
3.		रिक्त स्थान (White Spaces)	यह एक प्रतिच्छेदन ऑपरेटर (Intersection Operator) है, जो दो रेंज में उपस्थित समान सेल की वैल्यू को दर्शाता हैं।

चार्ट का परिचय (Introduction to Chart)

एम एस एक्सेल में किसी डाटा को ग्राफिकली प्रदर्शित करने का तरीका है चार्ट, जिसे ग्राफ भी कहते हैं। चार्ट का प्रयोग केवल किसी डाटा को ग्राफिकली प्रदर्शित करने के लिये ही नहीं किया जाता बल्कि इसका प्रयोग करके आप डाटा के बीच तुलना का कार्य भी कर सकते हैं। एक्सेल में चार्ट का निर्माण मौजूद डाटा के आधार पर स्वत: ही हो सकता है और यूजर अपनी आवश्यकतानुसार भी इसका निर्माण कर सकता है। चार्ट सामान्य टेक्स्ट की तरह सेल में प्रदर्शित नहीं होते हैं बल्कि यह सेल के ऊपर प्रदर्शित होते हैं। इस प्रकार के चार्ट को एम्बेडेड चार्ट (Embedded Chart) कहते हैं। इसके अलावा एक चार्ट के लिये एक अलग वर्कशीट का निर्माण भी कर सकते हैं जिसे चार्ट शीट (Chart sheet) कहते हैं।

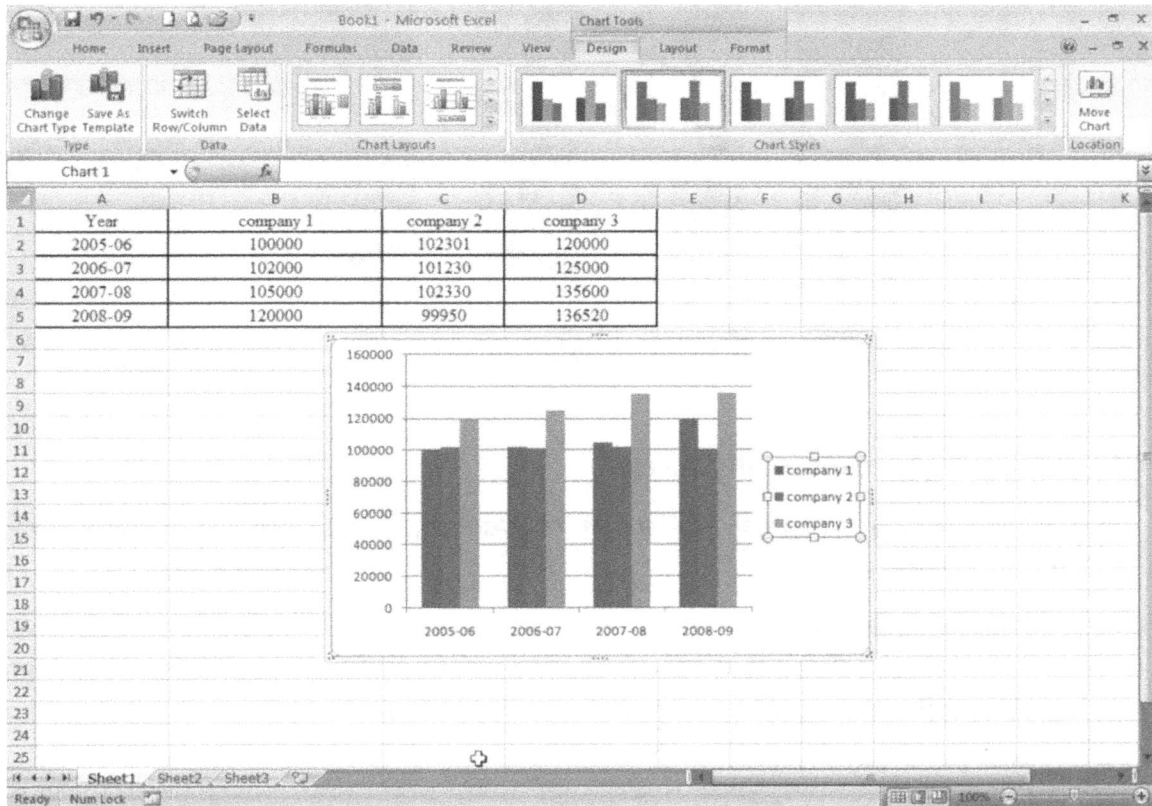

एम्बेडेड चार्ट

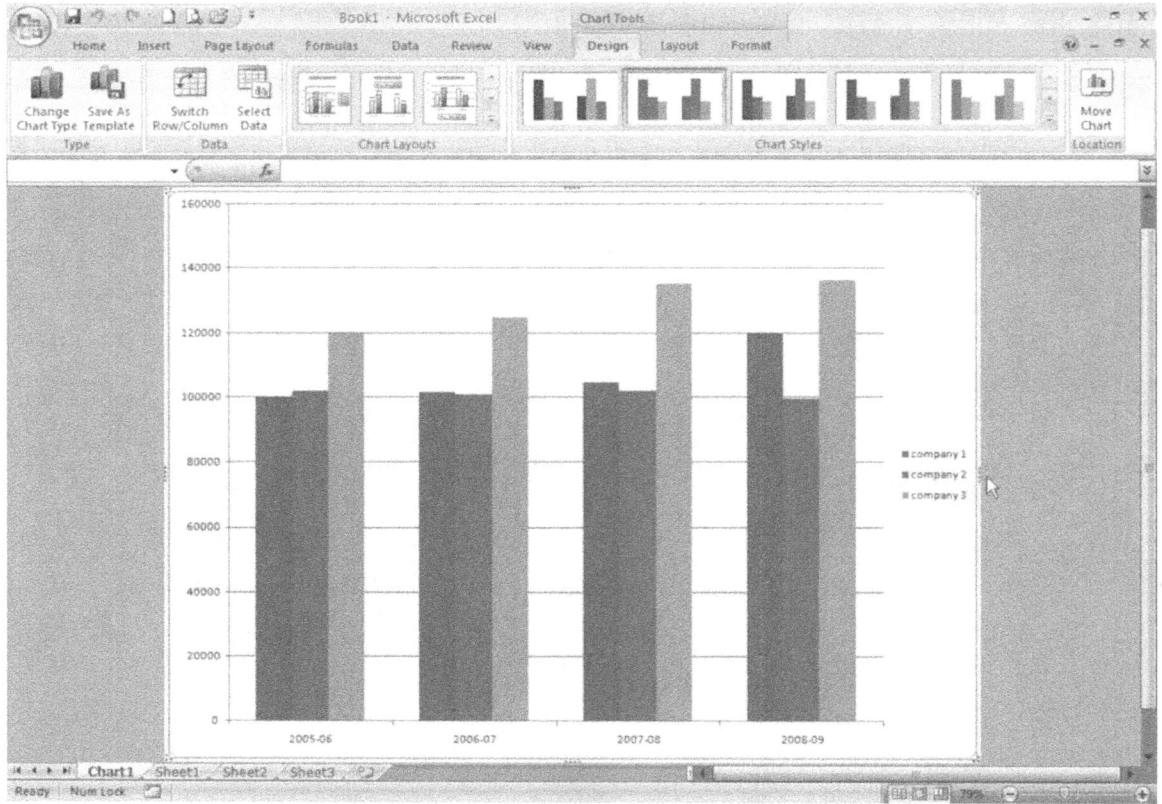

शीट चार्ट

चार्ट के तत्त्व (Elements of Chart)

- चार्ट क्षेत्र (Chart Area): चार्ट तथा चार्ट से सम्बन्धित समस्त घटक जिस क्षेत्र में उपस्थित होते हैं उसे चार्ट क्षेत्र कहते हैं।

- चार्ट टाइटल (Chart Title): चार्ट का नाम। चार्ट टाइटल के रूप में हमें हमेशा ऐसे नाम का प्रयोग करना चाहिए जिससे यूजर को यह पता चल सके कि चार्ट किस कार्य के लिये बनाया गया है। जैसे– यदि आपने शेयर मार्केट से सम्बन्धित चार्ट का निर्माण किया है तो आप चार्ट का नाम Sensex दे सकते हैं।

- प्लॉट क्षेत्र (Plot Area): वह क्षेत्र जहाँ वर्कशीट के डाटा के आधार पर चार्ट का निर्माण किया जाता है।

- ग्रिडलाइन (Gridline): प्लॉट क्षेत्र के बैकग्राउण्ड में दिखने वाली रेखायें को ग्रिडलाइन कहते हैं। ये Y&v{k के मान को प्रदर्शित करती हैं।

- डाटा बिन्दु **(Data Points):** रेखाओं के रूप में ऐसी बिन्दुएं, जो वर्कशीट के प्रत्येक सेल के डाटा को व्यक्तिगत तौर पर प्रदर्शित करती है। चार्ट के प्रकार के आधार पर डाटा बिन्दु भी अलग-अलग प्रकार के हो सकते हैं। इसे डाटा सीरीज (Data Series) भी कहते हैं।
- अक्ष **(Axis):** क्षैतिज तथा ऊर्ध्वाधर भाग जो डाटा के मापन के लिये वैल्यूज तथा घटकों को प्रदर्शित करते हैं। ये दो प्रकार के होते हैं:
  - X-अक्ष {k (X-Axis)
  - Y-अक्ष {k (Y-Axis)
- डाटा लेबल्स (Data Labels): डाटा बिन्दुओं में डाटा की वैल्यू को प्रदर्शित करते हैं।
- लीजेण्ड्स (Legends): चार्ट की डाटा सीरीज के नाम, जिनसे यह पता चलता है कि किस रंग की सीरीज किस डाटा को प्रदर्शित करती है।

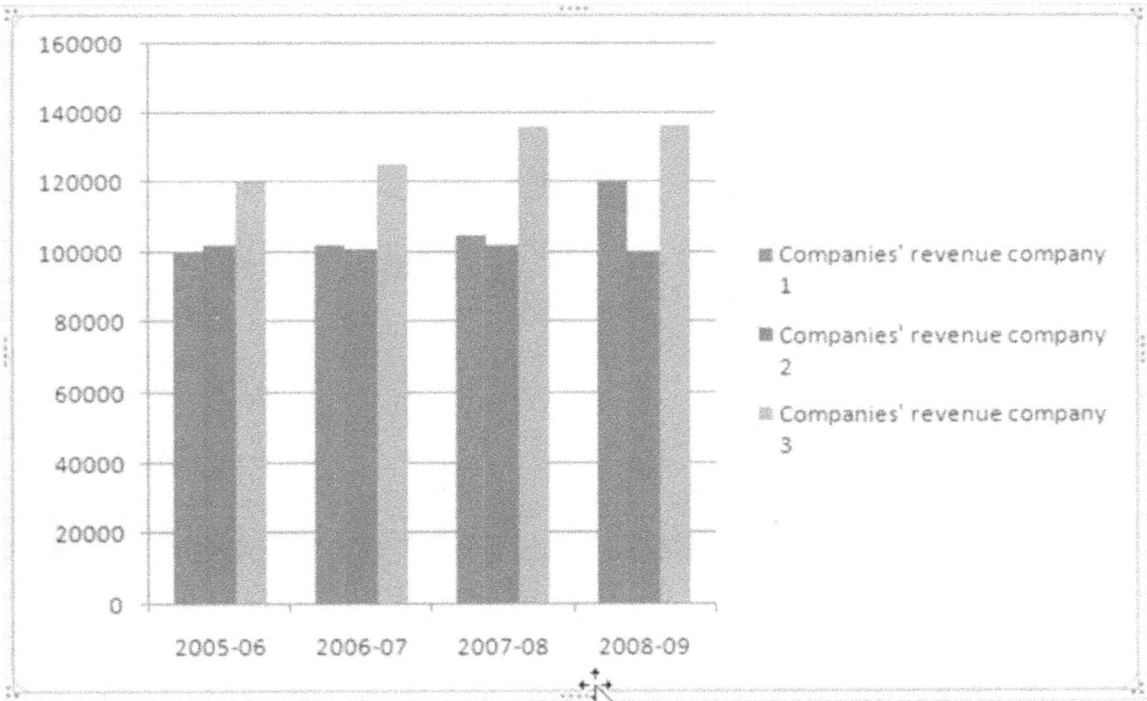

चार्ट के तत्त्व

चार्ट का निर्माण करना (Creating Charts)

एम एस एक्सेल में आप निम्न प्रकार से चार्ट का निर्माण कर सकते हैं:

चरण १: चार्ट इन्सर्ट करना (Inserting Charts)

- ☞ जिस डाटा के आधार पर आप चार्ट का निर्माण करना चाहते हैं वह इन्सर्ट कीजिए।
- ☞ उस डाटा रेंज का चयन कीजिए।
- ☞ Insert कमांड टैब के Charts ग्रुप में जाइये और चार्ट के उपयुक्त प्रकार पर क्लिक कीजिए।

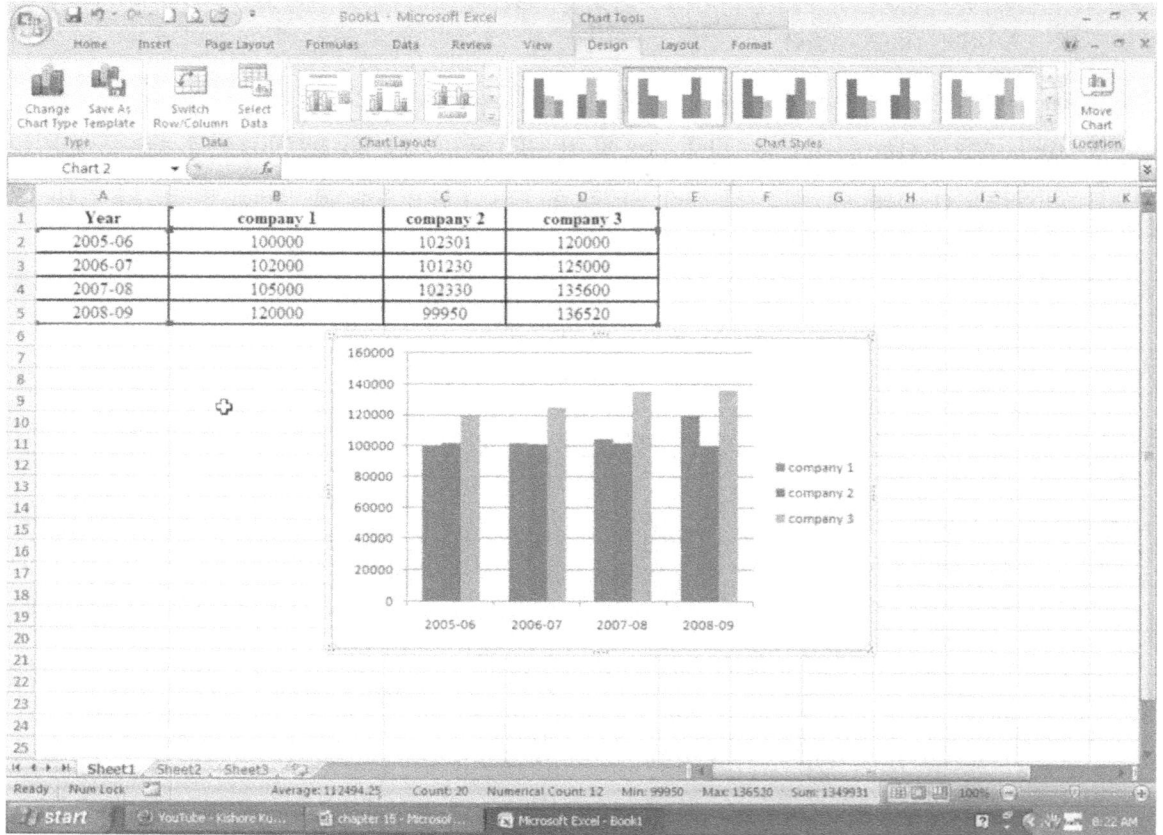

चार्ट इन्सर्ट करना

चरण २: डाटा की एडिटिंग करना (Editing Data)

- ☞ चार्ट का निर्माण होते ही Design कमांड टैब प्रदर्शित होने लगेगा। इस पर क्लिक कीजिए और Data ग्रुप में डाटा के प्रदर्शन को कॉलम या पंक्ति के अनुसार बदलने के लिये Switch Row/Column पर क्लिक कीजिए।

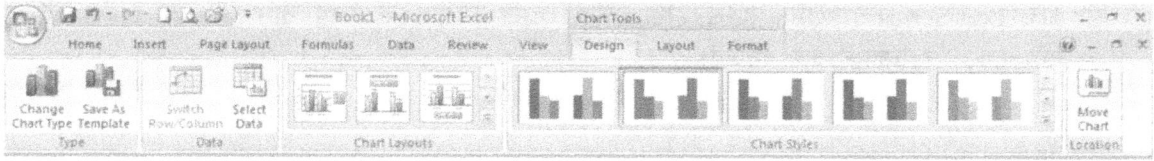

Design कमांड टैब

- चार्ट में कोई अन्य डाटा करने के लिये उस पर माउस से दायाँ क्लिक कीजिए और ओपन मेन्यू ls Select Data पर क्लिक कीजिए या फिर Design कमांड टैब पर Select Data पर क्लिक कीजिए।
- Select Data Source डायलॉग बॉक्स ओपन हो जायेगा। डाटा को चार्ट में प्रविष्ट करने के लिये इसकी Add पुश बटन पर क्लिक कीजिए।

Select Data Source डायलॉग बॉक्स

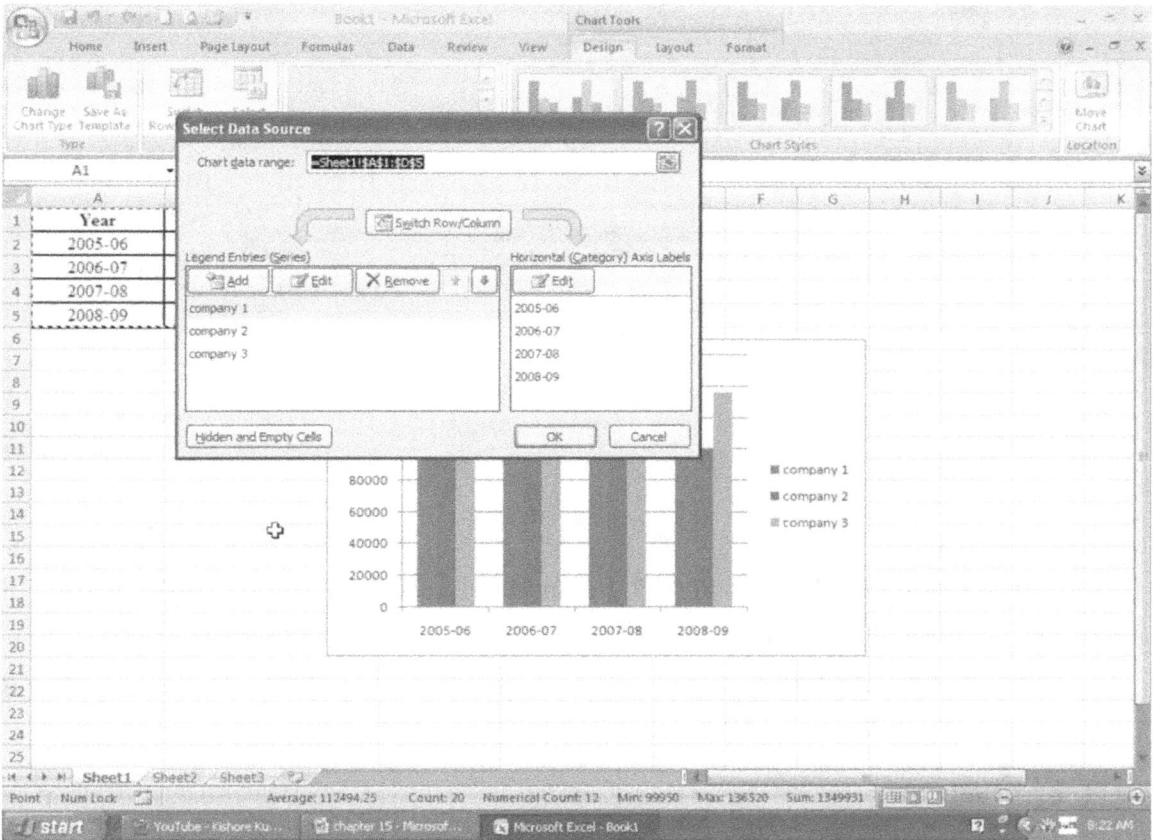

✍ अब Edit Series डायलॉग बॉक्स होगा, उसमें डाटा सीरीज के लिये नाम तथा डाटा रेंज दीजिए और OK पर क्लिक कर दीजिए।

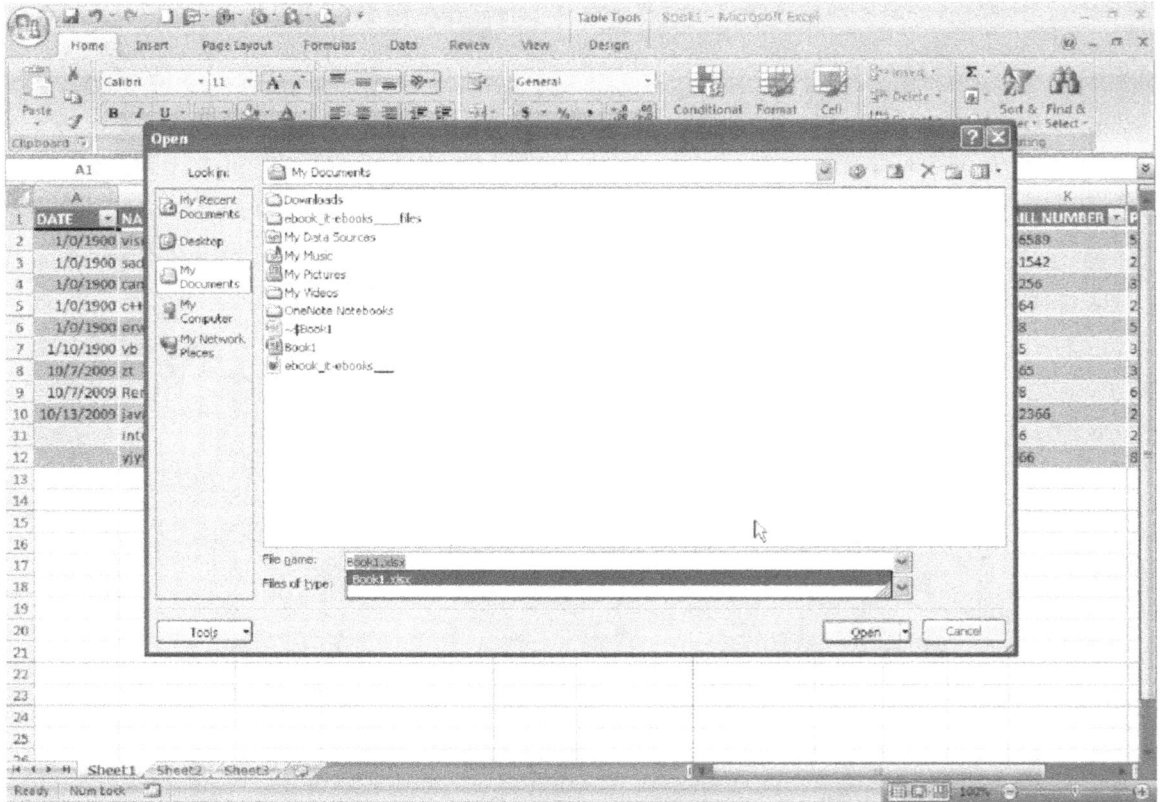

Edit Series डायलॉग बॉक्स

✍ डाटा सीरीज में संशोधन करने के लिये Legend Entries लिस्ट से उस डाटा सीरीज के नाम पर क्लिक कीजिए और फिर Edit पर क्लिक कीजिए।

✍ डाटा सीरीज को हटाने के लिये डाटा सीरीज के नाम पर क्लिक कीजिए और Remove बटन पर क्लिक कर दीजिए।

चरण ३: लेबल इन्सर्ट करना (Inserting Labels)

✍ चार्ट पर क्लिक कीजिए। ऐसा करते ही Chart Tools के तीनों कमांड टैब प्रदर्शित होने लगेंगे: Design, Layout तथा Format टैब।

✍ Layout कमांड टैब के Labels ग्रुप में जाइये।

- Chart Titles पर क्लिक कीजिए और मेन्यू के विकल्पों का प्रयोग करके यह निर्धारित कीजिए कि चार्ट के लिये टाइटल प्रदर्शित किया जायेगा या नहीं और यदि किया जायेगा तो चार्ट क्षेत्र के किस भाग में।

- Axis Titles पर क्लिक कीजिए और मेन्यू के विकल्पों का प्रयोग करके यह निर्धारित कीजिए कि चार्ट के क्षैतिज तथा ऊर्ध्वाधर अक्ष के लिये टाइटल प्रदर्शित किया जायेगा या नहीं और यदि किया जायेगा तो चार्ट क्षेत्र के किस भाग में।

- Legend पर क्लिक कीजिए और यह निर्धारित कीजिए लीजेण्ड को चार्ट क्षेत्र के किस भाग में प्रदर्शित किया जायेगा।

- Data Labels पर क्लिक कीजिए और यह निर्धारित कीजिए कि डाटा के लेबल को डाटा बार के किस ओर प्रदर्शित किया जायेगा।

- Data Tables का प्रयोग करके यह निर्धारित कीजिए कि चार्ट क्षेत्र में डाटा तालिका को भी प्रदर्शित किया जायेगा या नहीं।

- इसके पश्चात् Axes ग्रुप में जाइये और Axes टूल पर क्लिक कीजिए। ओपन मेन्यू के विकल्पों का प्रयोग करके यह निर्धारित कीजिए कि अक्षों किस प्रारूप में प्रदर्शित होंगे। जैसे- वैल्यू को हजार, बिलियन में प्रदर्शित किया जा सकता है।

- Gridlines पर क्लिक कीजिए और ओपन मेन्यू से यह निर्धारित कीजिए कि प्लॉट क्षेत्र में ग्रिडलाइन प्रदर्शित होंगी या नहीं।

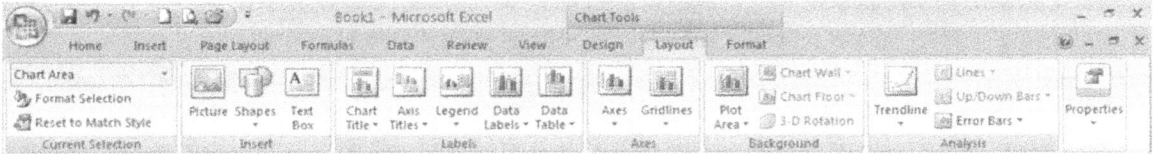

Layout कमांड टैब

फंक्शंस और चार्ट

अन्त में....

हम आशा करते हैं कि प्रस्तुत पुस्तक 'एम एस एक्सेल' से इससे संबंधित आपकी संपूर्ण जिज्ञासाओं का समाधान हो गया होगा। कम्प्यूटर से संबंधित अन्य जानकारियों के लिए आप हमारे यहाँ से प्रकाशित कम्प्यूटर संबंधी की दूसरी पुस्तक खरीद कर अपने ज्ञान में वृद्धि कर सकते हैं।

स्कूल ऐट्लस

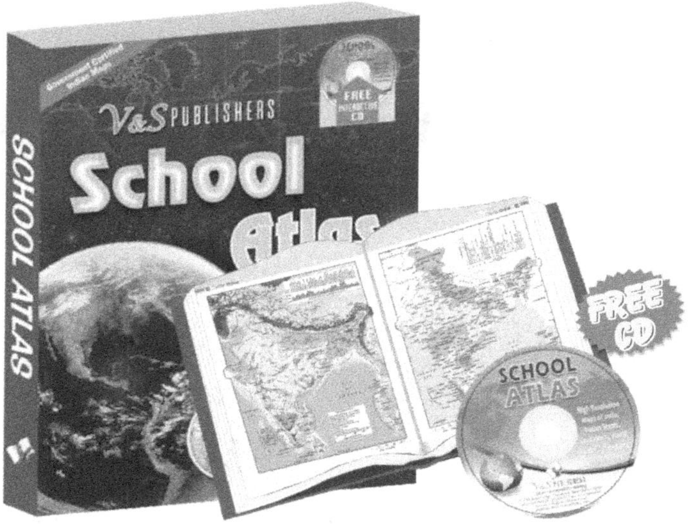

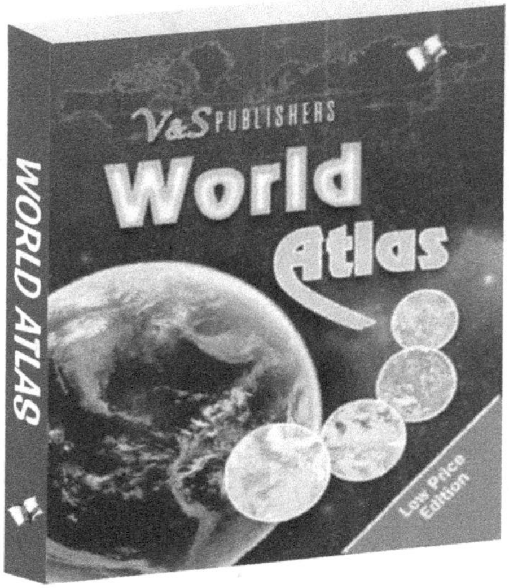

71 TRENDBLAZING SERIES OF PROJECTS & EXPERIMENTS

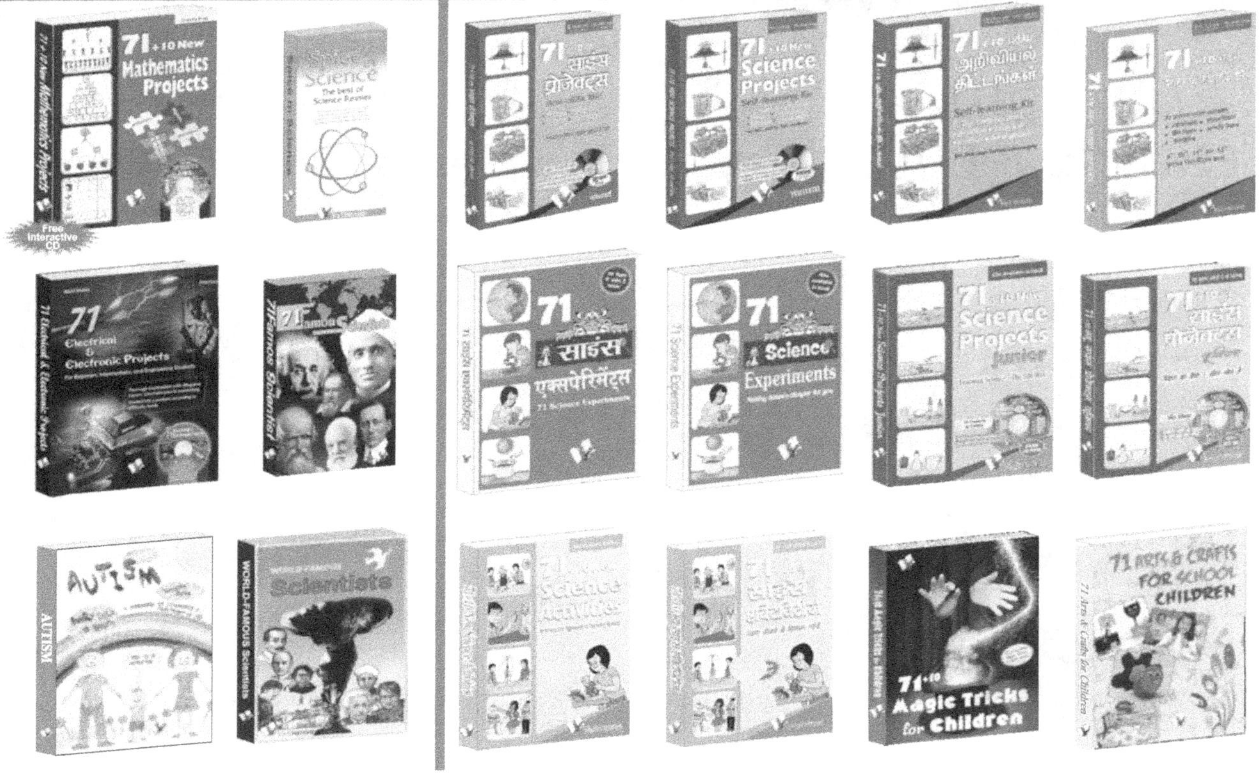

हमारी सभी पुस्तकें www.vspublishers.com पर उपलब्ध हैं

लोकप्रिय विज्ञान

हास्य

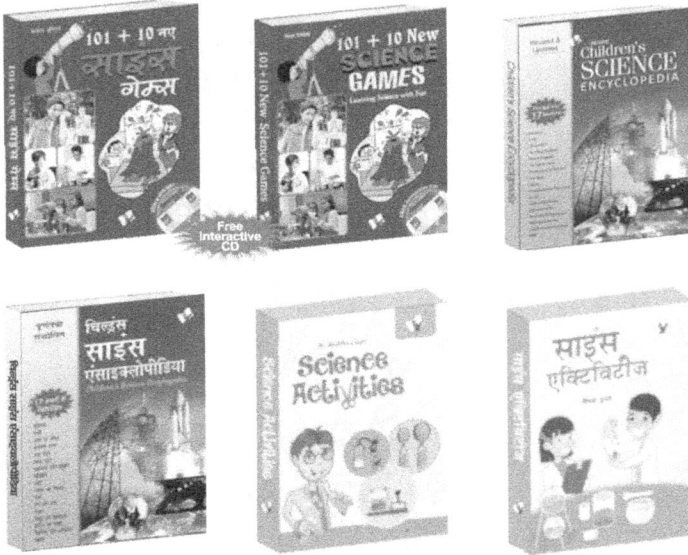

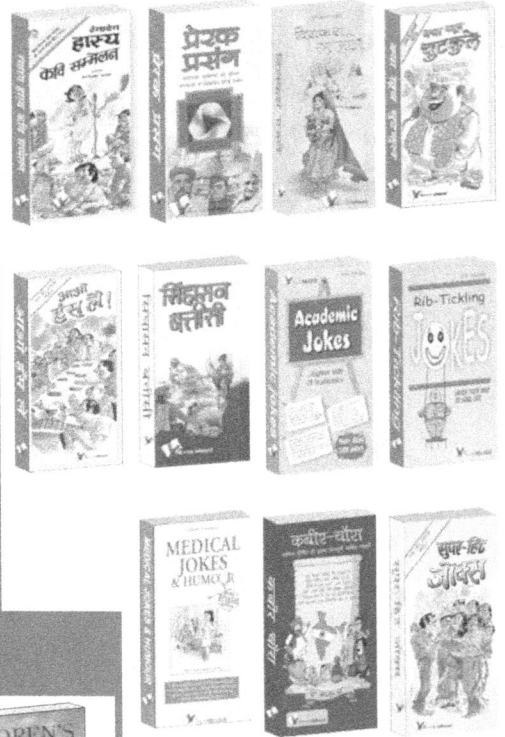

बच्चों के ज्ञानकोश

CHILDREN'S ENCYCLOPEDIA
THE WORLD OF KNOWLEDGE

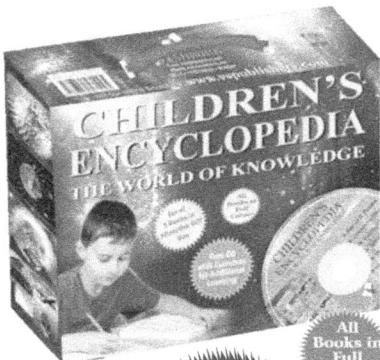

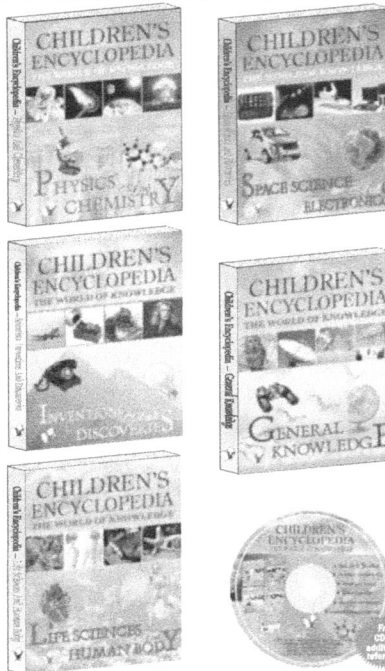

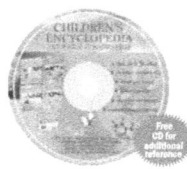

उपन्यास, कथा साहित्य

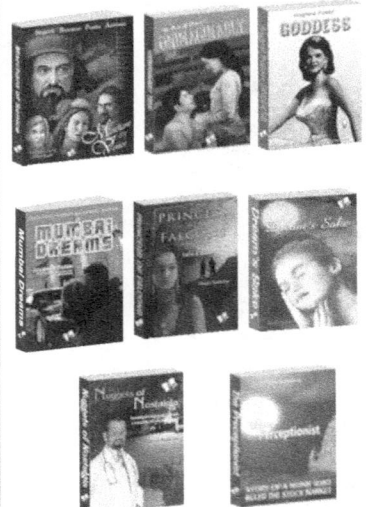

हमारी सभी पुस्तकें www.vspublishers.com पर उपलब्ध हैं

प्रश्नोत्तरी की पुस्तकें

रहस्य

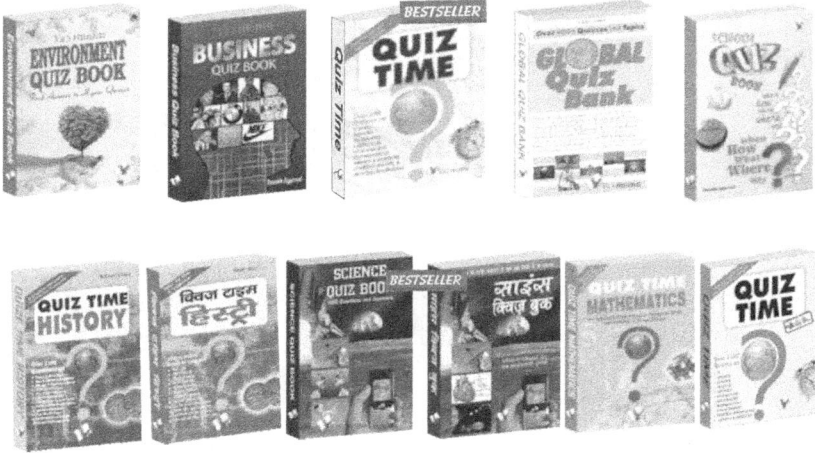

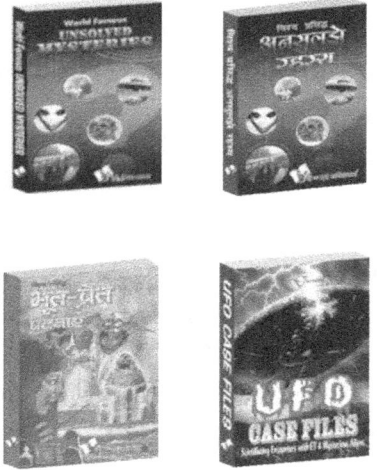

ड्राइंग बुक्स

उद्धरण/सूक्तियाँ

आत्म कथाएं

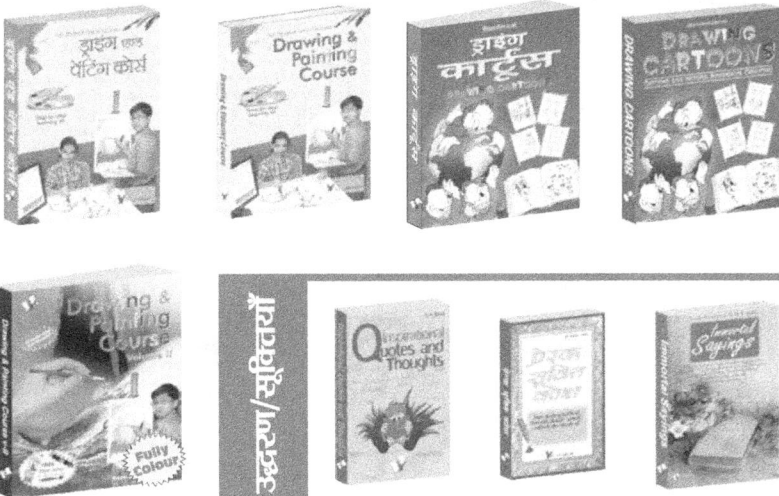

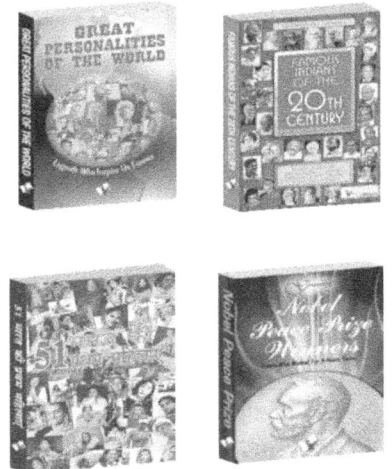

पहेलियां

एक्टिविटीज बुक

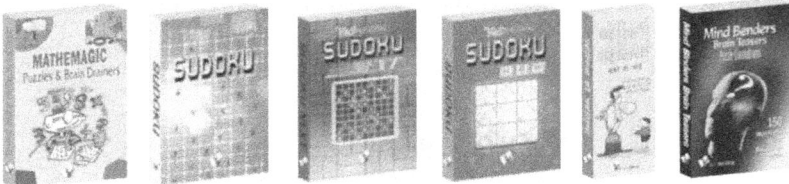

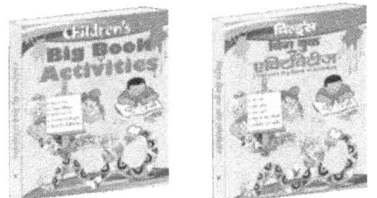

छात्र विकास/लर्निंग

क्लासिक श्रृंखला

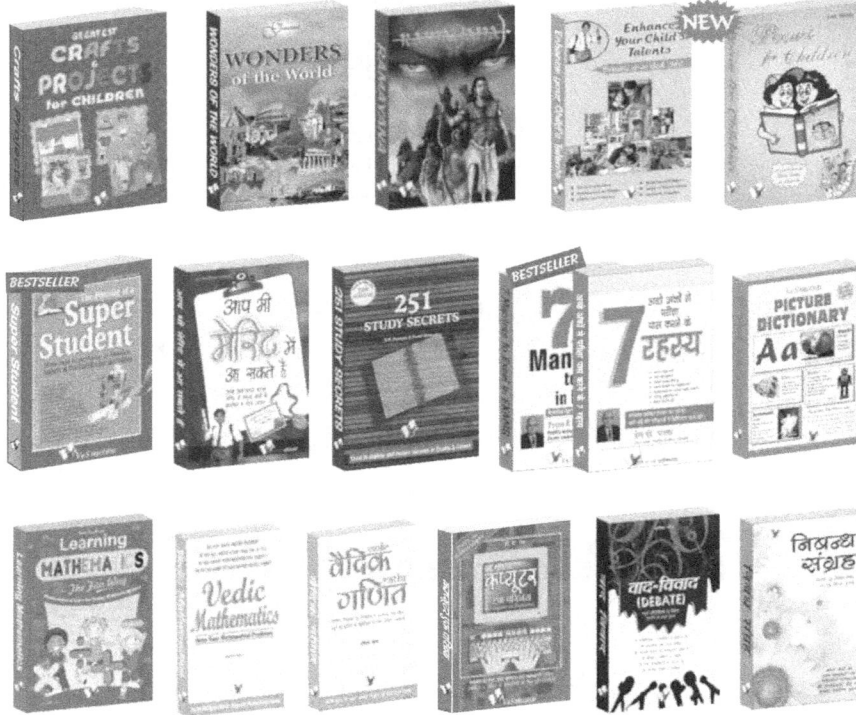

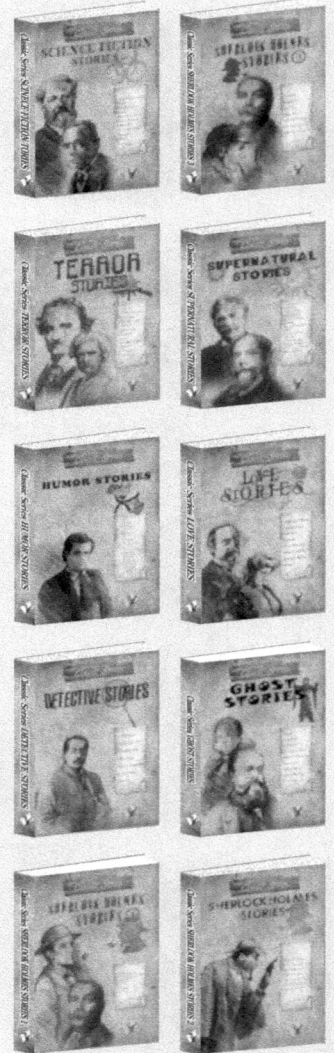

जादू एवं तथ्य

संगीत

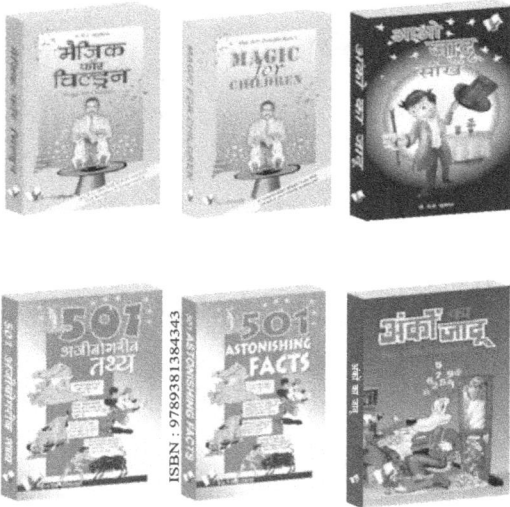

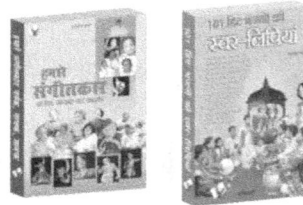

New

Graded Reader

Gift Pack

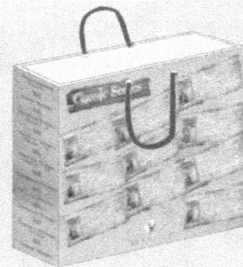

Save ₹ 300/-
Pay ₹ 1200/- instead of
₹ 1500/- for complete
Set of 10 books price
₹ 150/- each

हमारी सभी पुस्तकें www.vspublishers.com पर उपलब्ध हैं